孕产妇

食疗小手册

随手查 饮食宜忌

胡维勤 主编

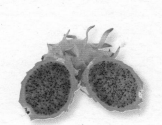

黑龙江出版集团
黑龙江科学技术出版社

图书在版编目（ＣＩＰ）数据

孕产妇饮食宜忌随手查 / 胡维勤主编. -- 哈尔滨：
黑龙江科学技术出版社，2017.6
（食疗小手册）
ISBN 978-7-5388-9140-9

Ⅰ.①孕… Ⅱ.①胡… Ⅲ.①孕妇－营养卫生－手册
②产妇－营养卫生－手册 Ⅳ.①R153.1-62

中国版本图书馆CIP数据核字(2017)第026216号

孕产妇饮食宜忌随手查
YUN-CHANFU YINSHI YIJI SUISHOU CHA

主 编	胡维勤
责任编辑	马远洋
摄影摄像	深圳市金版文化发展股份有限公司
策划编辑	深圳市金版文化发展股份有限公司
封面设计	深圳市金版文化发展股份有限公司
出 版	黑龙江科学技术出版社
	地址：哈尔滨市南岗区建设街41号 邮编：150001
	电话：（0451）53642106 传真：（0451）53642143
	网址：www.lkcbs.cn www.lkpub.cn
发 行	全国新华书店
印 刷	深圳市雅佳图印刷有限公司
开 本	723 mm×1020 mm 1/16
印 张	7
字 数	120 千字
版 次	2017年6月第1版
印 次	2017年6月第1次印刷
书 号	ISBN 978-7-5388-9140-9
定 价	19.80元

第一章 孕妇所需的营养素

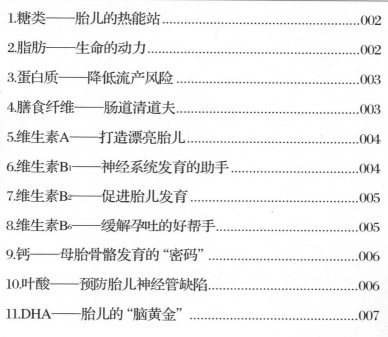

第二章 备孕期饮食宜忌

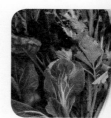
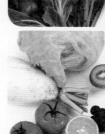
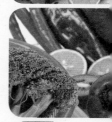
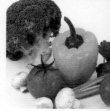

目录

第三章 孕早期饮食宜忌

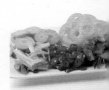
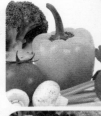
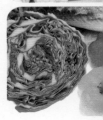
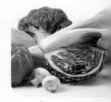

第四章 孕中期饮食宜忌

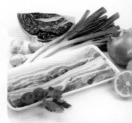

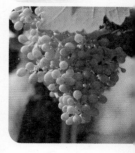

第五章 孕晚期饮食宜忌

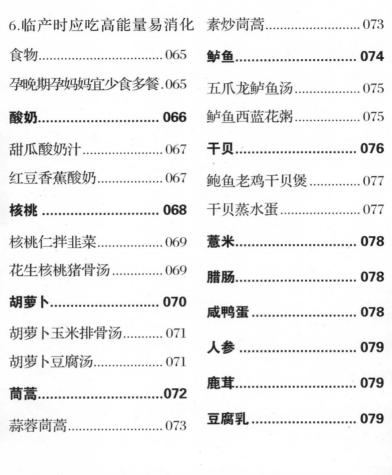

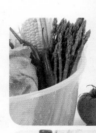
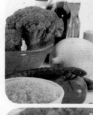
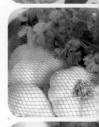
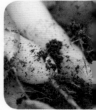

第六章 产褥期饮食宜与忌

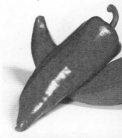

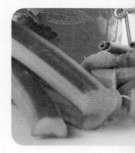

第七章 孕产妇常见症状饮食宜与忌

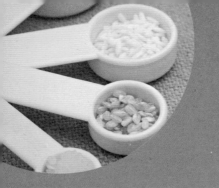

第一章

孕妇所需的营养素

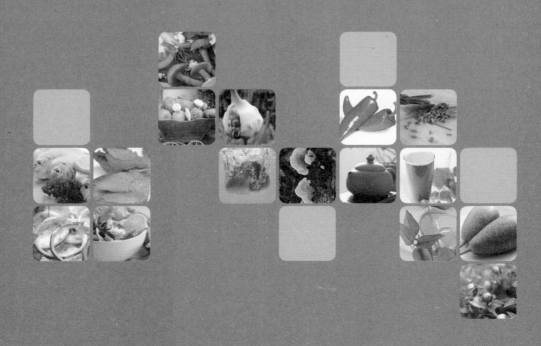

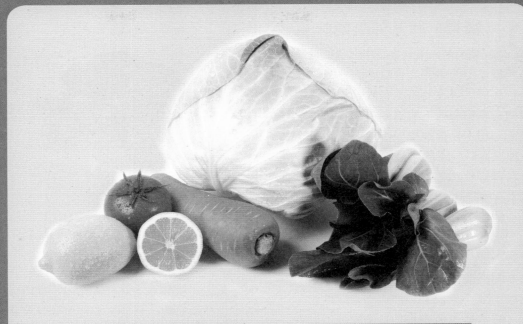

　　孕妇必须准备与补充的营养物质有：蛋白质、脂肪、糖类、维生素、矿物质、叶酸等。如果孕妈妈体内缺乏某种必需的营养物质，可能会对胎儿造成一定的影响。当然，过量摄取这些营养物质，对胎儿的发育也是不利的。因此，孕妈妈既要保证这些营养物质的足量摄取，又要保证不能过多地摄入。本章会重点介绍20种孕妇必须补充的营养物质，以供孕妈妈们参考。

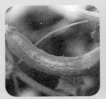 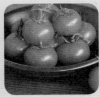 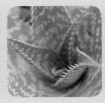 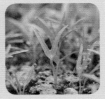

1 糖类—胎儿的热能站

糖类是人类从食物中取得能量最经济和最主要的来源。食物中的糖类分成两类：人可以吸收利用的有效糖类如单糖、双糖、多糖和人不能消化的无效糖类。糖类是一切生物体维持生命活动所需能量的主要来源。它不仅是营养物质，而且有些还具有特殊的生理活性。例如，肝脏中的肝素有抗凝血作用。

糖类的功效

糖类是人体能量的主要来源。它具有维持心脏和正常活动、节省蛋白质、维持脑细胞正常功能、为机体提供热能及保肝解毒等作用。

糖类缺乏的影响

如果孕妈妈缺乏糖类，会导致全身无力、疲乏，产生头晕、心悸、脑功能障碍、低血糖昏迷等，同时也会引起胎儿血糖过低，影响正常生长发育。

建议摄取量

糖类一般不容易缺乏，但由于孕早期妊娠反应致使能量消耗较大，故应适量摄入，以免缺乏。每日摄入量为500克左右。

2 脂肪——生命的动力

孕妈妈身体内部的消化、新陈代谢要有能量的支持才能得以完成。这个能量的供应者就是脂肪。脂肪是构成组织的重要营养物质，在大脑活动中起着重要的不可替代的作用。脂肪主要供给人体以热能，是人类膳食中不可缺少的营养素。而脂肪酸分为饱和脂肪酸和不饱和脂肪酸两大类。亚麻油酸、次亚麻油

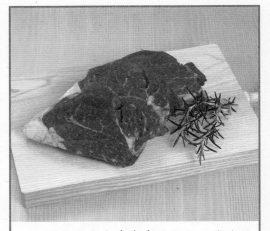

动物肉类含有丰富的脂肪，能为母胎提供能量。

酸、花生四烯酸等均属在人体内不能合成的不饱和脂肪酸，只能由食物供给，又称作必需脂肪酸。必需脂肪酸主要贮藏植物油中，在动物油脂中含量较少。

脂肪的功效

脂肪具有为人体储存并供给能量，保持体温恒定及缓冲外界压力，保护内脏，促进脂溶性维生素的吸收等作用，是身体活动所需能量的最主要来源。

脂肪缺乏的影响

胎儿所需的必需脂肪酸是由母体通过胎盘供应的，所以孕妈妈需要在孕期为胎儿发育储备足够的脂肪。如果缺乏脂肪，孕妈妈可能发生脂溶性维生素缺乏症，引起肾脏、肝脏、神经和视觉等多种疾病，并可影响胎儿心血管和神经系统的发育和成熟。

建议摄取量

因为脂肪可以被人体储存，所以孕妈妈不需要刻意增加摄入量，只需要按平常的量——每日大约为60克摄取即可。

3 蛋白质——降低流产风险

蛋白质是组成人体的重要成分之一，约占人体重量的18%。食物蛋白质中的各种必需氨基酸的比例越接近人体蛋白质的组成成分，越易被人体消化吸收，说明其营养价值就越高。一般来说，动物性蛋白质在各种必需氨基酸组成的相互比例上接近人体蛋白质，属于优质蛋白质。

蛋白质的功效

蛋白质是生命的物质基础，是机体细胞的重要组成部分，是人体组织更新和修补的主要原料。人体的每个组织——毛发、皮肤、肌肉、骨骼、内脏、大脑、血液、神经、内分泌等都是由蛋白质组成的，所以说蛋白质对人的生长发育非常重要。

蛋白质缺乏的影响

孕妈妈缺乏蛋白质容易导致流产，并可影响胎儿脑细胞发育，使脑细胞分裂减缓，数目减少，并可对中枢神经系统的发育产生不良影响，使胎儿出生后发育迟缓、体重过轻，甚至影响胎儿智力。

建议摄取量

孕妈妈在孕早期（1～3月）对蛋白质的需要量为每日75～80克，孕中期（4～7个月）为每日80～85克，孕晚期（8～10个月）为90～95克。

4 膳食纤维——肠道清道夫

膳食纤维一般是不易被消化的食物营养素，主要来自于植物的细胞壁，包含纤维素、半纤维素、树脂、果胶及木质素等。膳食纤维是人们健康饮食不可缺少的物质，纤维在保持消化系统健康上扮演着重要的角色，同时摄取足够的纤维也可以预防心血管疾病、癌症、糖尿病以及其他疾病。

膳食纤维的功效

膳食纤维有增加肠道蠕动、减少有害物质对肠道壁的侵害、促进大便的通畅、减少便秘及其他肠道疾病的发生和增强食欲的作用，同时膳食纤维还能降低胆固醇以减少心血管疾病的发生、阻碍糖类被快速吸收以减缓血糖窜升的作用。

膳食纤维缺乏的影响

缺乏膳食纤维，会使孕妈妈发生便秘，且不利于肠道排出食物中的油脂，间接使身体吸收过多热量，使孕妈妈超重，容易引发妊娠期糖尿病和妊娠期高血压疾病。

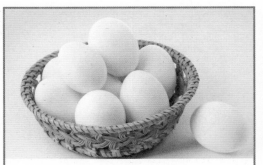

蛋类富含蛋白质，对胎儿的大脑皮质发育很重要。

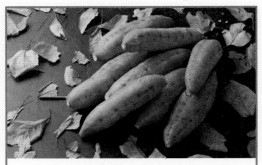

多吃粗粮可以促进肠胃蠕动，预防孕期便秘。

建议摄取量

孕妈妈由于胃酸减少，体力活动减少，胃肠蠕动缓慢，加之胎儿挤压肠部，常常出现肠胀气和便秘。因此，孕妈妈不可忽视蔬菜、粗粮等膳食纤维含量高的食物的摄入。每日摄入量为25～30克。

5 维生素A——打造漂亮胎儿

维生素A的化学名为视黄醇，是最早被发现的维生素，也是脂溶性物质维生素，主要存在于海产尤其是鱼类肝脏中。维生素A有两种。一种是维生素A醇，是最初的维生素A形态（只存在于动物性食物中）；另一种是β-胡萝卜素，在体内转变为维生素A的预成物质（可从植物性及动物性食物中摄取）。

维生素A的功效

维生素A具有维持人的正常视力、维护眼部组织健全的功能，可保持皮肤、骨骼、牙齿、毛发健康生长，还能促进生殖机能的良好发展。

维生素A缺乏的影响

孕期缺乏维生素A可导致流产、胚胎发育不良或胎儿生长缓慢，严重时还可引起胎儿多器官畸形。

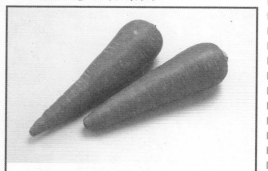

胡萝卜的维生素A非常丰富，有助于胎儿发育。

建议摄取量

孕妈妈的维生素A每日摄入量，孕初期建议为0.8毫克，孕中期和孕晚期建议为0.9毫克。因为长期大剂量摄入维生素A可导致中毒，对胎儿也有致畸作用。

6 维生素B1——神经系统发育的助手

维生素B1又称硫胺素或抗神经炎素，也被称为精神性的维生素，因为维生素B1对神经组织和精神状态有良好的影响。在怀孕晚期，孕妈妈需要充足的水溶性维生素，尤其是维生素B1（硫胺素），因为孕妈妈需要维持良好的食欲与正常的肠道蠕动。

维生素B1的功效

维生素B1是人体内物质与能量代谢的关键物质，具有调节神经系统生理活动的作用，可以维持食欲和胃肠道的正常蠕动以及促进消化。

维生素B1缺乏的影响

孕妈妈缺乏维生素B1，会出现食欲不佳、呕吐、呼吸急促、面色苍白、心率加快等症状，并可导致胎儿低出生体重，易患神经炎，严重的还会患先天性脚气病。

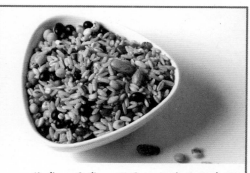

谷类、豆类、干果，尤其是硬壳果类等食物都富含维生素B1。

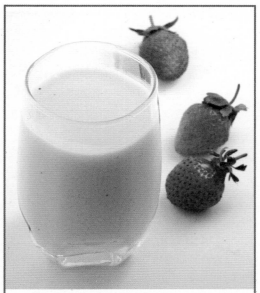

奶类食物富含维生素B₂，可促进细胞发育再生。

建议摄取量

孕妈妈适当地补充一些维生素B₁可以缓解恶心、呕吐、食欲不振等妊娠反应。推荐每天摄入量为1.5～1.6毫克。

7 维生素B₂——促进胎儿发育

维生素B₂由异咯嗪与核糖组成，纯维生素B₂为黄棕色针状晶体，味苦，是一种促长因子。维生素B₂是水溶性维生素，容易消化和吸收，被排出的量随体内的需要以及可能随蛋白质的流失程度而有所增减；它不会蓄积在体内，所以时常要以食物或营养补品来补充。因为，如果维生素B₂摄入不足，蛋白质、脂肪、糖类等所有能量代谢都无法顺利进行。

维生素B₂的功效

维生素B₂参与体内生物氧化与能量代谢，在糖类、蛋白质、核酸和脂肪的代谢中起重要的作用，可提高肌体对蛋白质的利用率，促进生长发育，维护皮肤和细胞膜的完整性。具有保护皮肤毛囊黏膜及皮脂腺，消除口舌炎症、增进视力等功能。

维生素B₂缺乏的影响

孕早期缺乏维生素B₂会加重妊娠呕吐，影响胎儿神经系统的发育，可能造成神经系统畸形及骨骼畸形；孕中期和孕晚期缺乏容易发生口角炎、舌炎、唇炎等，并可能导致早产。

建议摄取量

只要不偏食、不挑食，孕妈妈一般不会缺乏维生素B₂。建议孕妈妈每天摄入1.8毫克的维生素B₂。

8 维生素B₆——缓解孕吐的好帮手

维生素B₆又称吡哆素，是一种水溶性维生素，遇光或碱易被破坏，不耐高温。维生素B₆是几种物质的集合，是制造抗体和红细胞的必要物质，摄取高蛋白食物时要增加它的摄取量。肠内的细菌具有合成维生素B₆的能力，所以多吃蔬菜是必要的。另外，在消化维生素B₁₂、制造盐酸和镁时，维生素B₆都是必不可少的。

维生素B₆的功效

维生素B₆不仅有助于体内蛋白质、脂肪和糖类的代谢，还能帮助转换氨基酸，形成新的红细胞、抗体和神经传递质，而且维生素B₆对宝宝的大脑和神经系统发育至关重要。

维生素B₆的缺乏的影响

孕妈妈孕早期适量服用维生素B₆可以有效缓解妊娠呕吐，控制水肿。如果缺乏

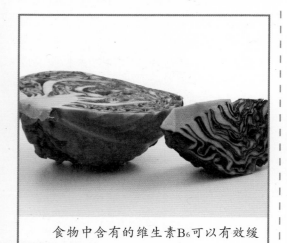

食物中含有的维生素B₆可以有效缓解孕期呕吐。

维生素B₆，会引起神经系统功能障碍、脂溢性皮炎等，并会导致胎儿脑结构改变，中枢神经系统发育延迟等。

建议摄取量

如果孕妈妈服用过量维生素B₆或服用时间过长，会导致胎儿对它产生依赖性，因此建议每日摄取1.9毫克。

9 钙——母胎骨骼发育的"密码"

钙是人体中最丰富的矿物质，是骨骼和牙齿的主要组成物质。胎儿骨组织的生长和发育及母体的生理代谢，均需大量的钙。血压、组织液等其他组织中也有一定的钙含量，虽然占人体含钙量不到1%，但对于骨骼的代谢和生命体征的维持有着重要的作用。

钙的功效

钙可有效降低孕妈妈子宫的收缩压、舒张压及子痫前症，保证大脑正常工作，对脑的异常兴奋进行抑制，使脑细胞避免有害刺激，维护骨骼和牙齿的健康，维持

心脏、肾脏功能和血管健康，维持所有细胞的正常状态，有效控制孕妈妈在孕期所患炎症和水肿。

钙缺乏的影响

孕妈妈钙缺乏，会对各种刺激变得敏感，情绪容易激动，烦躁不安，易患骨质疏松症，进而导致软骨症，使骨盆变形，造成难产，而且对胎儿有一定的影响：如智力发育不良，新生儿体重过轻，颅骨钙化不好，前囟门长时间不能闭合，还易患先天性佝偻病。

建议摄取量

怀孕前、孕早期建议每日补充800毫克钙，孕中期1000毫克，孕晚期1500毫克。每日饮用200～300毫升牛奶或其他奶类，膳食不足的孕妈妈可补充钙制剂。

10 叶酸——预防胎儿神经管缺陷

叶酸是一种水溶性B族维生素，因为最初是从菠菜叶子中分离提取出来的，故得名"叶酸"。叶酸最重要的功能就是制

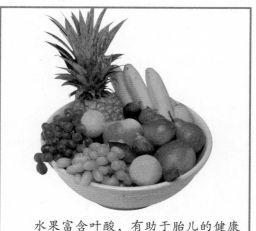

水果富含叶酸，有助于胎儿的健康发育。

造红细胞和白细胞，增强免疫能力，人体一旦缺乏叶酸，会发生严重贫血，因此叶酸又被称为"造血维生素"。它参与人体新陈代谢的全过程，是合成人体重要物质DNA的必需维生素。

叶酸的功效

叶酸是人体在利用糖分和氨基酸时的必要物质，是机体细胞生长和繁殖所必需的物质。其可促进骨髓中幼细胞的成熟，还有杀死癌细胞的作用，是一种天然的抗癌维生素。

叶酸缺乏的影响

叶酸不足，孕妈妈易发生胎盘早剥、妊娠高血压综合征、巨幼红细胞性贫血；可导致胎儿神经管畸形，还可使眼、口唇、腭、胃肠道、心血管、肾、骨骼等器官的畸形率增加，这样的胎儿出生后生长发育和智力发育都会受到影响。

建议摄取量

孕前3个月就应该开始补充叶酸了。建议孕妈妈平均每日摄入0.4毫克叶酸。

11 DHA——胎儿的"脑黄金"

DHA（二十二碳六烯酸）、EPA（二十碳五烯酸）和脑磷脂、卵磷脂等物质合在一起，被称为"脑黄金"。DHA能优化胎儿大脑锥体细胞膜磷脂的构成，是人体大脑发育必需不饱和脂肪酸之一，是细胞脂质结构中重要的组成成分，存在于许多组织器官中，特别是在神经、视网膜组织器官中含量丰富。由于整个生命过程都需要维持正常的DHA水平，尤其是从胎儿期第10周开始至6岁，是大脑及视网膜发育的黄金阶段，因此人体需要大量DHA满足其实际需求。

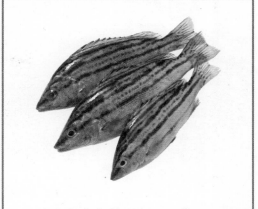

鱼类含有丰富的DHA，有助于胎儿脑细胞发育。

DHA的功效

"脑黄金"能预防早产，增加胎儿出生时的体重。服用"脑黄金"的准妈妈妊娠期较长，比一般产妇的早产率下降1%，产期推迟12天，宝宝出生时体重增加100克。"脑黄金"对大脑细胞，特别是神经传导系统的生长、发育起着重要作用。摄入足够"脑黄金"，能保证胎儿大脑和视网膜的正常发育。

DHA缺乏的影响

如果孕妈妈体中缺少"脑黄金"，胎儿的脑细胞膜和视网膜中脑磷脂就会不足，对胎儿大脑及视网膜的形成和发育极为不利，甚至会造成流产、早产、死产和胎儿发育迟缓。

建议摄取量

孕妈妈在一周之内至少要吃1～2次鱼，以吸收足够的DHA。建议每日摄入量不低于300毫克DHA。

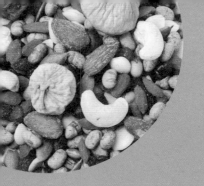

第二章
备孕期饮食宜忌

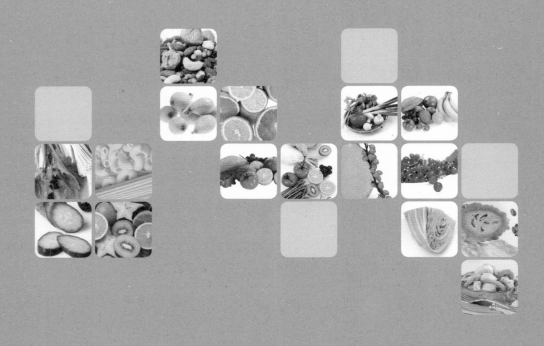

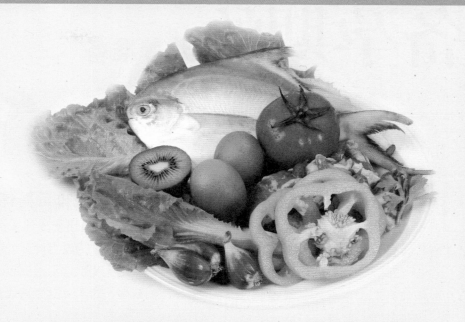

　　要想顺利地受孕、优生，打好遗传基础，进行适合个人情况、有计划的孕前准备是必不可少的。就像播种种子前，先要翻整土地、施基肥一样，夫妻双方应该做好各方面的准备，尤其是营养准备。那么，在备孕期，备孕夫妻要做什么样的营养准备呢？备孕夫妻能吃什么？不能吃什么？本章将为您一一解答。

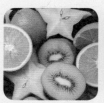 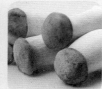 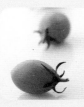 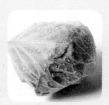

备孕期的 营养准备

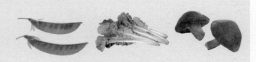

◎胎儿的健康与备孕父母孕前营养储备的多少有很大关系。备孕爸爸妈妈在孕前都要注意补充营养，这对优生大有裨益。

1 孕前3个月补充叶酸

叶酸是一种水溶性B族维生素，是促进胎儿神经系统和大脑发育的重要物质。备孕妈妈补充叶酸可以有效防止胎儿神经管畸形，还可降低眼睛、口唇、腭、胃肠道、心血管、骨骼等的畸形率。

为了让宝宝健康发育，备孕妈妈应该在受孕前3个月开始补充叶酸，直至妊娠结束。备孕妈妈平时可食用一些富含叶酸的食物，如小白菜、生菜、龙须菜、香蕉等，也可以在医生指导下口服叶酸增补剂。

除了备孕妈妈要补充叶酸，备孕爸爸补充叶酸也很重要。如果孕前备孕爸爸缺乏叶酸，会导致精液浓度降低，精子活力减弱，而且精液中携带的染色体数量也会发生异常。

当然，有的胎儿不知不觉就来了，备孕妈妈没来得及提前补充叶酸也不要太担心。因为备孕爸爸和备孕妈妈都很健康，从知道怀孕的那一刻起开始补充叶酸，一样有利于胎儿的生长发育。

2 备孕妈妈先排毒再怀孕

很多备孕妈妈想在最佳受孕季节孕育一个小宝宝，以为吃得胖胖的就更健康。其实，大吃大喝很容易造成食物中的毒素在体内积聚，对人体健康造成伤害。而且人体每天都会通过呼吸、皮肤接触等方式从外界接受有毒物质，天长日久，毒素在机体内蓄积，就会对健康造成危害。所以，在准备怀孕之前，应该先考虑如何把身体里的毒素尽可能地排出体外。

能帮助人体排出毒素的食物主要有以下几种：

动物血：猪、鸡、鸭等动物血液中的血红蛋白被胃液分解后，可与侵入人体的烟尘和重金属发生反应，提高淋巴细胞的吞噬功能，具有排毒的作用。

蔬果汁：新鲜蔬果汁所含的生物活性物质能阻断亚硝酸胺对机体的危害，还能调节血液的酸碱度，有利于防病排毒。

海藻类：海带、紫菜等所含的胶质能促使体内的放射性物质随大便排出体外，故可减少放射性疾病的发生。

韭菜：韭菜富含挥发油、纤维素等成分，粗纤维可助吸烟饮酒者排出毒物。

豆芽：豆芽含多种维生素，能清除体内致畸物质，促进性激素生成。

3 备孕妈妈备孕时可多吃暖宫药膳

暖宫药膳有调经养血、温暖子宫等功效，可以起到抗炎修复、科学调理子宫环境、保护身体健康、增强生育能力的作用，特别适用于患有人流后的子宫损伤、妇科炎症、宫寒不孕等疾病的女性的辅助治疗。

温补鹌鹑汤

材料：鹌鹑（人工养殖）2只，菟丝子、川芎各15克，艾叶30克

做法：将菟丝子、艾叶和川芎清洗干净后一起放入锅中，加清水煎汁；去渣取汁，将鹌鹑与药汁一同放入盅中，隔水炖熟即可。

功效：可温肾固冲，适用于妇女宫寒、体质虚损者。

艾叶生姜蛋

材料：艾叶10克，生姜片15克，鸡蛋一个

做法：将清洗干净的艾叶与生姜片加水煎汁，去渣取汁，打入鸡蛋，煮熟即可。

功效：每日1次，治疗宫寒。经期冒雨、受寒或贪食生冷后宜食用此药膳，以免引起寒凝胞宫，经血运行不畅而导致的宫寒。

4 备孕爸爸储备营养，提高受孕率

蔬菜瓜果中的营养物质是男性生殖、生理活动必需的，如果男性身体中长期缺乏蔬果中的各类维生素，就可能有碍于性腺的正常发育和精子的生成，从而使精子数量减少或影响精子的正常活动能力。

研究表明：如果男性体内维生素A严重不足，容易使精子受损，还会削弱精子的活动能力；即使受孕，也容易导致胎儿畸形或死胎。而一旦缺乏B族维生素（包括泛酸），则会影响男性的睾丸健康，降低男性的生殖能力。

当叶酸在男性体内呈现不足时，会降低男性精液浓度，减弱精子的活动能力，使受孕困难。

蛋白质是生成精子的重要原料，充足而优质的蛋白质可以提高精子的数量和质量。富含优质蛋白质的食物包括牡蛎、深海虾等，这些海产品不仅污染程度低，其中的DHA，EPA等营养元素还能促进大脑发育和增进体质。此外，各种瘦肉、动物肝脏、乳类、蛋类也是优质的蛋白质食品。

人体内的矿物质和微量元素对男性的生育力也有重要影响。如锌、锰、硒等元素参与了男性睾酮的合成和运载活动，同时有助于提升精子的活动能力及提高受精成功率。因此，准备生宝宝的男性，应多摄入一些含矿物质和微量元素的食物。

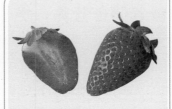

草莓
CAO MEI
【水果类】

[别 名] 洋莓果、红莓

【适用量】每日100～150克为宜。

【热量】125.6千焦/100克。

【性味归经】性凉，味甘、酸。归肺、脾经。

◎食疗功效

草莓具有生津润肺、养血润燥、健脾、解酒的功效，可以用于干咳无痰、烦热干渴、积食腹胀、小便灼痛、醉酒等。草莓中还含有一种胺类物质，对白血病、再生障碍性贫血等血液病也有辅助治疗作用。草莓多吃也不会受凉或上火，是老少皆宜的健康食品，备孕妈妈可酌量使用。

◎选购保存

应选购硕大坚挺、果形完整、无畸形、外表鲜红发亮及果实无碰伤、冻伤或病虫害的果实。草莓保存前不要清洗，带蒂轻轻包好勿压，放入冰箱中即可。

营养成分表

营养素	含量（每100克）
蛋白质	1.00克
脂肪	0.20克
糖类	7.10克
膳食纤维	1.10克
维生素A	5微克
维生素B_1	0.02毫克
维生素B_2	0.03毫克
维生素C	47毫克
维生素E	0.71毫克
钙	18毫克
铁	1.80毫克
锌	0.14毫克
硒	0.70微克

◎搭配宜忌

草莓+蜂蜜 草莓+牛奶		可补虚养血 有利于吸收维生素B_{12}
草莓+黄瓜 草莓+樱桃		会破坏维生素C 容易上火

温馨提示

吃草莓要注意两点：首先不要买畸形草莓。正常生长的草莓外观呈心形。畸形草莓往往是在种植过程中滥用激素造成的，长期大量食用这样的果实，有可能损害人体健康。特别是孕妇和儿童，不能食用畸形草莓。

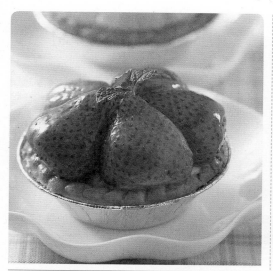

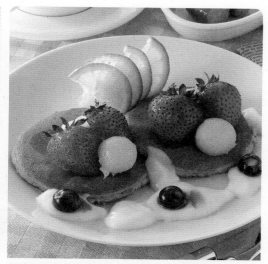

备孕期 案例 ① 草莓塔

|原料| 草莓、奇异果、凤梨、镜面果胶各适量，奶油布丁馅1000克

|调料| 鸡蛋50克，低筋面粉330克，奶油170克，糖粉100克

|做法| ① 将奶油、糖粉拌打后，分次加入蛋液并拌匀。② 再用压拌的方式拌入低筋面粉，拌匀后放入塑胶袋中，入冰箱冷藏约30分钟。③ 取出擀平成约0.5厘米厚的面皮，用圆模压扣出适当大小，再放入塔模中压实结合，边缘多出的修除。④ 用叉子在塔皮部戳洞后，排入烤盘入烤箱烤至表面金黄（约15分钟），取出待凉。⑤ 将冰凉的布丁馅填入挤花袋中，适量填入塔皮中，摆上水果，刷上果胶即可。

|专家点评| 备孕期需要多种营养，这道美食富含多种有效成分，而且草莓的果肉中含有大量的糖类、蛋白质、有机酸、果胶等营养物质，这些都是备孕妈妈所需要的。

烹饪常识

草莓表面粗糙，不易清洗干净，用淡盐水浸泡10分钟既能杀菌又较易清洗。

备孕期 案例 ② 优格土豆铜锣烧

|原料| 优格适量，土豆50克，草莓2颗，芒果半个，小蓝莓3颗，蜂蜜（枫糖浆）20克

|调料| 低筋面粉150克，鸡蛋2个，沙拉油10毫升，水1杯，泡打粉2克，盐少许

|做法| ① 土豆去皮清洗干净，蒸熟后压成泥；芒果去皮，挖成球状。② 鸡蛋打散，加低筋面粉、沙拉油、水、泡打粉、盐拌匀，煎成铜锣烧，盛盘。③ 铜锣烧均匀铺入土豆泥，摆上芒果球、草莓，再淋上蜂蜜，倒入优格，放上小蓝莓即可。

|专家点评| 草莓鲜红艳丽，酸甜可口，是一种色香味俱佳的水果。它含有丰富的维生素和矿物质，还含有葡萄糖、果糖、柠檬酸、苹果酸、胡萝卜素、维生素B_2等。这些营养素对备孕妈妈的健康很有益。

烹饪常识

洗草莓前不要把草莓蒂摘掉，以免在浸泡中让污物通过"创口"渗入果实内。

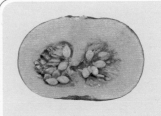

南瓜
NAN GUA

【蔬菜类】

[别 名] 麦瓜、倭瓜、金冬瓜

【适用量】每次约100克。
【热量】92.1千焦/100克。
【性味归经】性温，味甘。
归脾、胃经。

【主打营养素】

维生素A 、钴
◎南瓜中富含维生素A，能加快细胞分裂速度，刺激新细胞的生长。南瓜含有丰富的钴，而钴能活跃人体的新陈代谢，促进造血功能，并参与人体内维生素B_{12}的合成。

营养成分表

营养素	含量（每100克）
蛋白质	0.70克
脂肪	0.10克
糖类	5.30克
膳食纤维	0.80克
维生素A	148微克
维生素B_1	0.03毫克
维生素B_2	0.40毫克
维生素C	8毫克
维生素E	0.36毫克
钙	16毫克
铁	0.40毫克
锌	0.14毫克
硒	0.46微克

◎搭配宜忌

南瓜+牛肉 南瓜+绿豆	✓	可补脾健胃、解毒止痛 可清热解毒、生津止渴
南瓜+羊肉 南瓜+鲤鱼	✗	会发生黄疸和脚气 会引起中毒

备孕期案例 **红枣蒸南瓜**

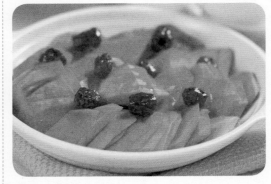

|原料| 老南瓜500克，红枣25克

|调料| 白糖适量

|做法| ①将老南瓜削去硬皮，去瓤后洗净切成厚薄均匀的片；红枣泡发清洗干净。
②将南瓜片装入盘中，加入白糖拌匀，摆上红枣，放入蒸锅蒸约30分钟，至南瓜熟烂即可食用。

|专家点评| 这道菜对恢复体力有促进作用。南瓜有补中益气功效，其糖类及脂肪含量都不高。南瓜含有丰富的果胶，能与人体内多余的胆固醇结合，故备孕妈妈常吃南瓜有防止胆固醇过高，预防动脉硬化的功效；红枣则营养丰富，既含蛋白质、脂肪、有机酸、黏液质和钙、磷、铁等，又含有多种维生素，有健脾、益气、和中的功效。

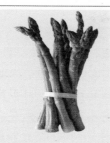

芦笋
LU SUN
【蔬菜类】

【适用量】每次50克左右。
【热量】75.3千焦/100克。
【性味归经】性凉，味苦、甘。归肺经。

[别 名] 露笋、石刁柏、芦尖

【主打营养素】
叶酸、糖类、硒
◎芦笋中所含的叶酸，是备孕妈妈及孕妈妈补充叶酸的重要来源。芦笋中糖类的含量也很高，可为人体提供能量。而芦笋中所含的硒，可降低孕妈妈血压、消除水肿。

营养成分表

营养素	含量（每100克）
蛋白质	1.40克
脂肪	0.10克
糖类	4.90克
膳食纤维	1.90克
维生素A	17微克
维生素B$_1$	0.04毫克
维生素B$_2$	0.05毫克
维生素C	45毫克
叶酸	1.09毫克
钙	10毫克
铁	1.40毫克
锌	0.41毫克
硒	0.21微克

◎搭配宜忌

芦笋+黄花菜 芦笋+冬瓜	✔	可养血、止血、除烦 可降压降脂
芦笋+羊肉 芦笋+羊肝	✘	会导致腹痛 会降低营养价值

备孕期案例 **什锦芦笋**

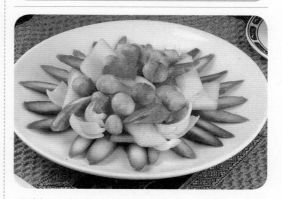

|原料| 无花果、百合各100克，芦笋、冬瓜各200克

|调料| 香油、盐、味精各适量

|做法| ①将芦笋洗净切斜段，下入开水锅内焯熟，捞出控水备用。②鲜百合洗净掰片；冬瓜洗净切片；无花果洗净。③油锅烧热，放芦笋、冬瓜煸炒，下入百合、无花果炒片刻，下盐、味精，淋香油装盘即可。

|专家点评| 芦笋所含蛋白质、糖类、多种维生素和微量元素的质量优于普通蔬菜，经常食用，能为备孕妈妈补充必需的叶酸。将其搭配无花果、百合、冬瓜一起烹饪，不仅口味鲜美、口感丰富，而且营养搭配合理，是备孕妈妈不错的选择。

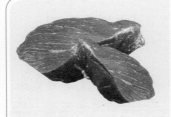

牛肉
NIU ROU
【肉禽蛋类】

[别 名] 黄牛肉

【适用量】每天约80克为宜。
【热量】443.7千焦/100克。
【性味归经】性平，味甘。
归脾、胃经。

【主打营养素】
蛋白质、B族维生素、铁
◎牛肉富含蛋白质，能提高机体抗病能力，对生长发育及术后恢复的人有补益作用。牛肉还含有丰富的B族维生素和铁元素，可补血补气及促进机体的正常发育，为胎儿提供健康的母体。

◎食疗功效

牛肉有补中益气、滋养脾胃、强健筋骨、化痰熄风、止渴止涎的功效。对虚损羸瘦、消渴、脾弱不运、癖积、水肿、腰膝酸软、久病体虚、面色萎黄、头晕目眩等病症有食疗作用。多吃牛肉，对肌肉生长有好处，为备孕妈妈调养身体的佳品。

◎选购保存

新鲜牛肉有光泽，红色均匀，脂肪洁白或淡黄色；外表微干或有风干膜，不粘手，弹性好，宜选购。可将新鲜牛肉放在1%的醋酸钠溶液里浸泡一小时，然后取出，一般可存放三天。

营养成分表

营养素	含量（每100克）
蛋白质	20.20克
脂肪	2.30克
糖类	1.20克
维生素A	6微克
维生素B$_1$	0.07毫克
维生素B$_2$	0.13毫克
维生素E	0.35毫克
钙	9毫克
铁	2.80毫克
锌	3.71毫克
硒	10.55毫克
铜	0.16毫克
碘	10.40微克

温馨提示

牛肉是中国人的第二大类肉食品，仅次于猪肉。牛肉瘦肉多、脂肪少，是高蛋白质、低脂肪的优质肉类食品。所以，除了备孕期的女性可以食用，孕期及产后妈妈都可以食用，不过要注意不能食用过量。

◎搭配宜忌

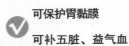

牛肉+土豆	✔	可保护胃黏膜
牛肉+白萝卜		可补五脏、益气血
牛肉+大豆	✘	会引起消化不良
牛肉+海带		会导致便秘

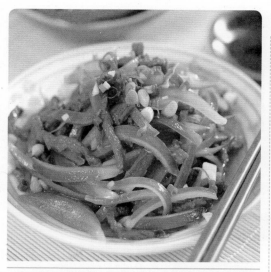

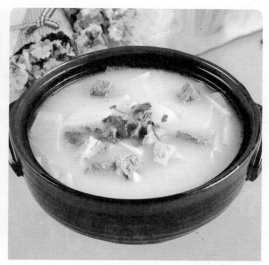

备孕期案例 1 洋葱牛肉丝

|原料| 牛肉、洋葱各150克

|调料| 姜丝3克，蒜片5克，料酒8毫升，盐、味精各适量

|做法| ①牛肉清洗干净去筋切丝；洋葱清洗干净切丝。②将牛肉丝用料酒、盐腌渍。③锅上火，加油烧热，放入牛肉丝快火煸炒，再放入蒜片、姜丝，待牛肉炒出香味后加入剩余调料，放入洋葱丝略炒即可。

|专家点评| 这道菜中的牛肉含有丰富的蛋白质，氨基酸组成比猪肉更接近人体需要，能提高机体抗病能力，对强壮身体、补充失血、修复组织等方面特别有益，是备孕妈妈极佳的补益食品。再加上具有润肠、理气和胃、健脾进食、发散风寒、温中通阳、消食化肉、提神健体功效的洋葱，不仅营养更丰富了，还可益气增力。

烹饪常识

牛肉的纤维组织较粗，结缔组织又较多，应横切，将长纤维切断，不能顺着纤维组织切，否则不仅没法入味，还嚼不烂。

备孕期案例 2 白萝卜炖牛肉

|原料| 白萝卜200克，牛肉300克

|调料| 盐4克，香菜段3克

|做法| ①白萝卜清洗干净去皮，切块；牛肉清洗干净切块，氽水后沥干。②锅中倒水，下入牛肉和白萝卜煮开，转小火熬约35分钟。③加盐调好味，撒上香菜即可。

|专家点评| 这道美食可补血益气、健脾养胃，对气血亏损、头晕乏力、腹胀积食、食欲不振、营养不良等症状有防治作用。其中牛肉蛋白质含量高，而脂肪含量低，既能强筋健骨还不用担心吃了会长胖，所以自古就有"牛肉补气，功同黄芪"之说，营养价值高。白萝卜是物美价廉的健康食品，含芥子油、淀粉酶和粗纤维，具有促进消化、增强食欲、加快胃肠蠕动和止咳化痰的作用，适合备孕妈妈食用。

烹饪常识

此汤炖煮的时间不宜过长，以免牛肉失去韧劲。另外，要注意盐不要放太早，否则牛肉容易变老。

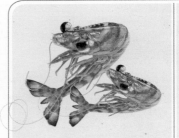

虾

XIA

【水产类】

[别名] 虾米、开洋、河虾

【适用量】每日50克为宜。
【热量】828.8千焦/100克。
【性味归经】性温，味甘、咸。归脾、肾经。

◎食疗功效

虾具有补肾、壮阳、通乳的功效，属强壮补精食品。食用虾可治阳痿体倦、腰痛腿软、筋骨疼痛、失眠不寐、产后乳少以及丹毒、痈疽等症；虾所含有的微量元素硒能有效预防癌症。备孕妈妈、孕产妇、肾虚阳痿、男性不育症者、腰脚虚弱无力者都可以食用。

◎选购保存

新鲜的虾头尾完整，紧密相连，虾身较挺，有一定的弯曲度。将虾的沙肠挑出，剥除虾壳，然后洒上少许酒，控干水分，再放进冰箱冷冻保存。

◎搭配宜忌

海虾+白菜 海虾+西蓝花 ✓	可增强机体免疫力 可补脾和胃、补肾固精
海虾+猪肉 海虾+南瓜 ✗	会耗人阴精 会引发痢疾

营养成分表

营养素	含量（每100克）
蛋白质	43.70克
脂肪	2.60克
糖类	未测定
维生素A	21微克
维生素B_1	0.01毫克
维生素B_2	0.12毫克
维生素E	1.46毫克
钙	555毫克
钾	550毫克
镁	236毫克
铁	11毫克
锌	3.82毫克
硒	75.4微克
铜	2.33毫克

温馨提示

虾含有很高的钙，孕妈妈食用可以促进胎儿骨骼生长与脑部发育，只要孕妈妈对虾无不良反应就可以，但注意适可而止，别吃生的，以免引起肠胃不适。虾还有催乳作用，如果妇女产后乳汁少或无乳汁也可以适量食用。

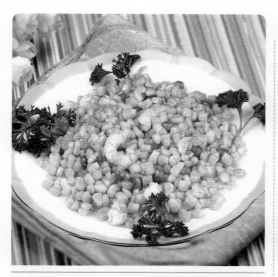

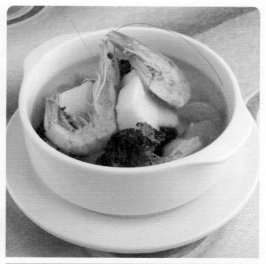

备孕期案例 1 玉米鲜虾仁

原料 虾仁100克，玉米粒200克，豌豆50克，火腿适量

调料 盐3克，味精1克，白糖、料酒、水淀粉、食用油各适量

做法 ①虾仁清洗干净，沥干；玉米粒、豌豆分别清洗干净，焯至断生，捞出沥干；火腿切丁备用。②锅中注油烧热，下虾仁和火腿，调入料酒炒至变色，加入玉米粒和豌豆同炒。③待所有原材料均炒熟时加入白糖、盐和味精调味，用水淀粉勾薄芡，炒匀即可。

专家点评 这道菜色泽鲜亮，鲜甜爽口。虾含有很高的钙，备孕时可以适量多吃虾，为胎儿骨骼生长与脑部发育提供必要的营养素；玉米中的植物纤维素能加速致癌物质和其他毒物的排出，有助于备妈妈排毒。

烹饪常识

烹饪虾仁时油温不宜过高，否则口感不佳。白糖的量可以根据自己的口味适当进行调整。

备孕期案例 2 蔬菜海鲜汤

原料 虾30克，鱼肉、西蓝花各30克

调料 盐、鸡精各适量

做法 ①虾收拾干净；鱼肉收拾干净切块；西蓝花清洗干净，切块。②将适量清水放入瓦煲内，煮沸后放入虾、鱼肉、西蓝花，武火煲沸后，改用文火煲30分钟。③加盐、鸡精调味，即可食用。

专家点评 虾肉具有味道鲜美、营养丰富的特点，其中钙的含量为各种动植物食品之冠，特别适合孕妈妈食用。虾还含有微量元素硒，能预防癌症。将虾与富含营养的鱼肉、西蓝花一起煲的汤，富含备孕妈妈所需的蛋白质、维生素、钙、铁、锌等多种营养素，有强固骨骼、牙齿，加强人体新陈代谢的作用，其中含有的锌还有助于提高备孕妈妈的受孕率。

烹饪常识

虾背上的泥肠应挑去，否则影响口感。西蓝花中容易生菜虫，常有残留的农药，应用盐水浸泡，清洗干净。

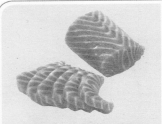

三文鱼
SAN WEN YU
【水产类】

[别 名] 撒蒙鱼、大马哈鱼

【适用量】每次以80克左右为宜。

【热量】581.8千焦/100克。

【性味归经】性平，味甘。入脾、胃经。

【主打营养素】

Ω-3不饱和脂肪酸

◎三文鱼中含有丰富的不饱和脂肪酸，可以促进胎儿发育、预防产后抑郁、提高乳汁营养质量，同时，还可以控制孕产妇体重，促进产后皮肤和体型的恢复。

◎食疗功效

三文鱼能有效降低血脂和血胆固醇，防治心血管疾病。它所含的Ω-3脂肪酸更是脑部、视网膜及神经系统所必不可少的物质，有增强脑功能、防治老年痴呆症和预防视力减退的功效。三文鱼还能有效地预防诸如糖尿病等慢性疾病的发生、发展，可帮助备孕妈妈有效防治以上疾病。

◎选购保存

新鲜的三文鱼鳞要完好无损，透亮有光泽，鱼头短小，颜色乌黑而有光泽。将买回来的三文鱼切成小块，然后用保鲜膜封好，再放入冰柜保鲜，以便随时取用。

◎相宜搭配

三文鱼+芥末	可除腥、补充营养
三文鱼+柠檬	有利于营养吸收
三文鱼+蘑菇酱	营养丰富
三文鱼+米饭	可降低胆固醇含量

营养成分表

营养素	含量（每100克）
蛋白质	17.20克
脂肪	7.80克
维生素A	45克
维生素B₁	0.07毫克
维生素B₂	0.18毫克
维生素E	0.78毫克
叶酸	4.80微克
钙	13毫克
镁	36 毫克
铁	0.30毫克
锌	1.11毫克
硒	29.47微克
铜	0.03毫克

温馨提示

三文鱼鳞小刺少，肉色橙红，肉质细嫩鲜美，既可直接生食，又能烹制菜肴，是深受人们喜爱的鱼类。同时由它制成的鱼肝油更是营养佳品。从备孕、孕期到产后，其都是女性的优选食物。

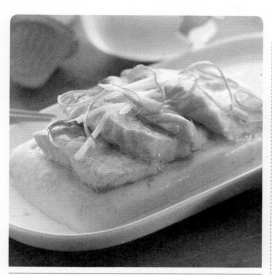

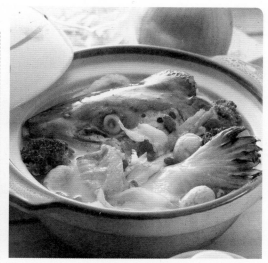

备孕期案例 1 豆腐蒸三文鱼

|原料| 老豆腐400克，新鲜三文鱼300克

|调料| 葱丝、姜丝各5克，盐3克

|做法| ①豆腐洗净横面平剖为二，平摆在盘中；三文鱼收拾干净，斜切成约1厘米厚的片状，依序排列在豆腐上。②葱丝、姜丝铺在鱼上，均匀撒上盐。③蒸锅中加2碗水煮开后，将盘子移入，以大火蒸3~5分钟即可。

|专家点评| 三文鱼不但鲜甜美味，其营养价值也非常高，蕴含多种有益身体的营养成分，包括蛋白质、维生素A、维生素D和维生素E以及多种营养物质。另外，三文鱼含有不饱和脂肪，能有效地预防慢性传染病、糖尿病及某些癌症，减少积聚在血管内的脂肪。常吃三文鱼，对脑部发育十分有益，对备孕妈妈和胎儿的健康都很有好处。

选用口感嫩一点的豆腐烹饪，味道更好。三文鱼最佳成熟度为七成熟，三文鱼原料在这样的成熟度，口感才软滑鲜嫩、香糯松散。

备孕期案例 2 天麻归杞鱼头汤

|原料| 三文鱼头1个，天麻、当归各10克，枸杞子5克，西蓝花150克，蘑菇3朵

|调料| 盐6克

|做法| ①鱼头去鳞、腮，清洗干净；西蓝花撕去梗上的硬皮，洗净切小朵。②将天麻、当归、枸杞子洗净，以5碗水熬至约剩4碗水，放入鱼头煮至将熟。③加入西蓝花和蘑菇煮熟，加盐调味即成。

|专家点评| 三文鱼鱼头肉质细嫩，除了含蛋白质、钙、磷、铁之外，还含有卵磷脂，可增强记忆力。其次，三文鱼鱼鳃下的肉呈透明的胶状，富含胶原蛋白，能增强身体活力，修补人体细胞组织，再加天麻、当归、枸杞煲汤，有益气养肝、强筋骨、活血行气之效，是备孕妈妈滋养身体的佳选。

烹饪常识

将西蓝花在加盐的凉水里浸泡10分钟，能将花朵里的小虫泡出来，再用清水洗净就行了。炖汤时可用小火慢慢地炖，这样汤汁更鲜。

酸菜、泡菜 ▶ 不宜吃酸菜、泡菜的原因

❌ 忌食关键词

亚硝酸、各种添加剂、营养破坏

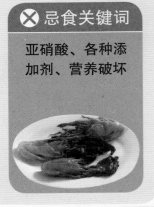

酸菜、泡菜是我国部分地区人们喜欢的一种食物，它们虽然可口，但是计划怀孕的女性却不宜食用。因为酸菜、泡菜中不仅含有微量的亚硝胺，还添加有防腐剂、调味品、色素等大量对人不宜的化学物质，有致癌作用，还可以诱发胎儿畸形。

酸菜、泡菜在腌渍过程中，维生素C被大量破坏，人体如果缺乏维生素C，会使抑制肾内草酸钙结晶体沉积和减少结石形成的能力降低，如果长期贪食酸菜、泡菜，还可能引起泌尿系统结石。

猪 腰 ▶ 不宜吃猪腰的原因

❌ 忌食关键词

含重金属镉、损精、不孕不育

现在很多人喜欢吃动物内脏，尤其是吃烧烤时，猪腰更是成为很多男人的最爱，他们认为吃腰子补肾，但请当心重金属镉损精不育。

根据中国台湾医院最先研究发现：猪、牛、羊的肾脏里面均含有不同程度的重金属镉，男人食用的时候多多少少会将镉吸入身体，不仅会造成精子的数目减少，而且受精卵着床也会受到影响，很可能造成不育。如果再加上本身就是吸烟人群，不育概率可高达百分之六十。所以在备孕期尽量不要食用猪腰。

花 椒 ▶ 不宜吃花椒的原因

❌ 忌食关键词

性温、辛辣、消耗肠道水分

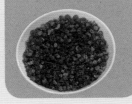

花椒味辛，性温，有小毒，归脾、胃、肾经，是辛辣的调料，虽然可以除各种肉类的腥膻臭气，能促进唾液分泌，增加食欲，但建议备孕妈妈还是不要食用，因为花椒容易引起上火气滞。

因为花椒容易消耗肠道水分而使胃腺体分泌减少，引起胃痛、肠道干燥、痔疮、便秘，肠道发生秘结后，使腹压增加，压迫子宫内的胎儿，易造成胎儿不安，羊水早破、自然流产、早产等不良后果。因此在计划怀孕前3~6个月应戒除吃辛辣食物的习惯。

浓茶

不宜喝浓茶的原因

许多人习惯饮茶，因为饮茶有益人体健康。但是准备生育的女性，注意不宜喝茶太浓、太多。因为备孕妈妈如果每天喝过多浓茶，有可能使日后怀孕的成功率降低。专家指出，浓茶中含有丰富的咖啡因与浓茶因，备孕妈妈过多摄入可致雌激素分泌减少，而体内雌激素水平下降，就有可能对卵巢的排卵功能构成不利影响，使得怀孕机会降低。

相关数据显示：平均每天喝浓茶超过3杯的备孕妈妈，其怀孕机会要比从不喝浓茶的女性降低27%；每天喝2杯浓茶的备孕妈妈的怀孕机会比不喝的备孕妈妈低10%左右。

⊗ 忌食关键词

咖啡因、浓茶因、降低怀孕机会

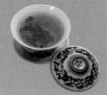

咖啡

不宜喝咖啡的原因

美国全国环境卫生科学研究所的研究人员对104位希望怀孕的女性进行研究后得出结论：咖啡对受孕有直接影响。在这些女性中，每天喝一杯咖啡以上的女性，怀孕的可能性只是不喝此种饮料者的一半。

咖啡中的咖啡因作为一种能够影响到女性生理变化的物质可以在一定程度上改变女性体内雌、孕激素的比例，从而间接抑制受精卵在子宫内的着床和发育。计划怀孕的备孕妈妈们如果长期大量饮用咖啡，可以使心律加快，血压升高，不仅易患心脏病，而且还会降低受孕概率。

⊗ 忌食关键词

咖啡因、降低受孕概率

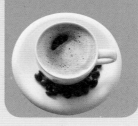

酒

不宜饮酒的原因

大量事实证明，嗜酒会影响后代。因为酒的主要成分是酒精，当酒被胃、肠吸收后，会进入血液运行到全身，大部分在肝脏内代谢。随着饮酒量的增加，血液中的浓度随之增高，对身体的损害作用也相应增大。酒精在体内达到一定浓度时，对大脑、心脏、肝脏、生殖系统都有危害。

酒精使生殖细胞受到损害后，受毒害的卵子就很难迅速恢复健康，也可能使精卵不健全。而且酒后受孕可造成胎儿发育迟缓，发生胎儿畸形的可能性也较大。所以，备孕时饮酒对胎儿不利，备孕爸妈应戒酒。

⊗ 忌食关键词

酒精、精卵不健全、胎儿畸形

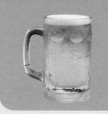

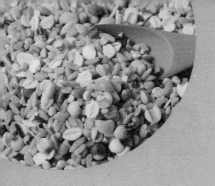

第二章
孕早期饮食宜忌

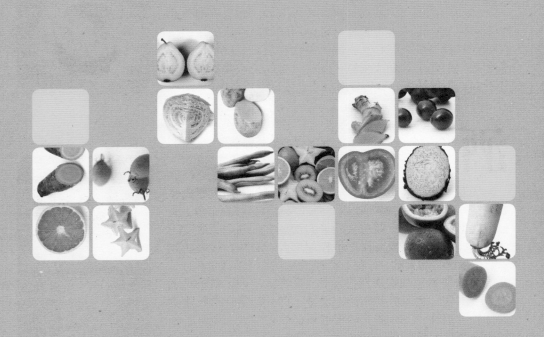

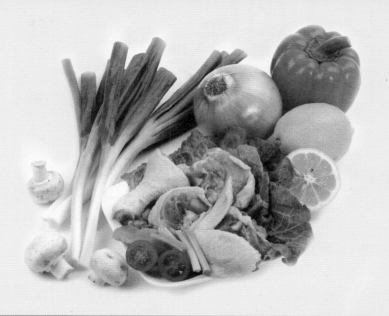

　　孕早期（即女性怀孕的第1个月到第3个月）胎儿真正在孕妈妈的身体里落户了，这是一段期待幸福与甜蜜时刻到来的时期。这个阶段的营养对孕妈妈和宝宝来说非常重要，为了胎儿的健康成长，孕妈妈应了解一些饮食常识以及在这一阶段能吃什么，不能吃什么，把身体养得棒棒的，为宝宝打下坚实的基础。

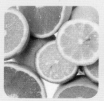 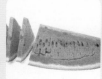 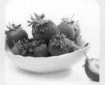 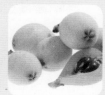

孕早期 饮食须知

◎孕早期是胎儿细胞分化、人体器官形成的主要时期，也是母体内发生适应性生理变化的时期。这一阶段的饮食成了准妈妈们的头等大事。

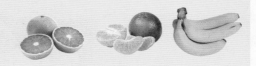

1 孕妈妈要继续补充叶酸

孕前要补充叶酸，孕后还要继续补充，如果孕妈妈在孕早期缺乏叶酸，会影响胎儿大脑和神经系统的正常发育，严重时将造成无脑儿和脊柱裂等先天畸形，也可使胎盘发育不良而造成流产、早产等。

孕早期孕妇体内叶酸水平明显低于非孕妇女，而且孕早期是胎儿中枢神经系统生长发育的关键期，脑细胞增殖迅速，最易受到不良因素的影响。如果在这个关键期补充叶酸，可使胎儿患神经管畸形的危险性减少。

当然，叶酸也并非补得越多越好。

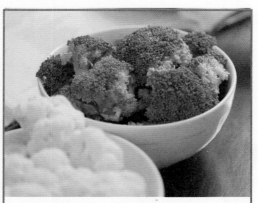

叶酸是人体细胞生长和分裂所必需的物质之一，可以防止胎儿畸形，所有女性怀孕前后都应该补充叶酸。

长期过量服用叶酸，会干扰孕妈妈的锌代谢，锌元素不足，同样会影响胎儿发育。所以服用叶酸一定要在医生或保健人员的指导下使用，切忌滥用。

2 孕妈妈一定要吃早餐

孕妈妈孕期的营养很重要。早餐是一天的第一餐，它的重要性就不必多说了。如果孕妈妈不吃早餐，不仅自己挨饿，也会让胎儿挨饿，这对胎儿的生长发育极其不利。所以孕妈妈一定要吃早餐，而且还要吃好。

有些孕妈妈在怀孕之前就有不吃早餐的习惯，这一习惯是很不好的。为了改掉不吃早餐的习惯，孕妈妈可以稍微早点起床，早餐前先活动一段时间，比如散步、做一些简单的家务等，激活器官活动功能，促进食欲，加速前一天晚上剩余热量的消耗，以产生饥饿感，促使产生吃早餐的欲望。

为了刺激食欲，孕妈妈也可以在起床后喝一杯温开水，通过温开水的刺激和冲洗作用激活器官功能。血液稀释后，可增加血液的流动性，使肠胃功能活跃起来，

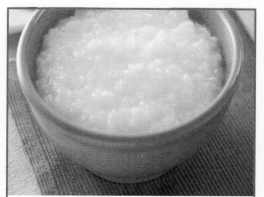

早餐很重要，孕妈妈应该保证每天早上都吃早餐。

同时活跃其他器官功能。当然，养成早上大便一次的习惯，排出肠内废物，也是有利于进食早餐的。

3 要谨防被污染的食物

食物从其原料生产、加工、包装、运输、储存、销售至食用前的整个过程中，都有可能不同程度地受到农药、金属、霉菌毒素以及放射性核素等有害物质的污染。如果孕妈妈食用被农药污染的蔬菜、水果后，极易导致基因正常控制过程中发生转向或胎儿生长迟缓，从而导致胎儿先天畸形，严重的可使胎儿发育停止，流产、早产或者出现死胎。

因此，孕妈妈在日常生活中尤其应当重视饮食卫生，防止食物污染。应尽量选用新鲜天然食品，避免食用含食品添加剂、色素、防腐剂物质的食品。食用蔬菜前要充分清洗干净，水果应去皮后再食用，以避免农药污染。

另外，在家庭炊具中应使用铁锅或不锈钢炊具，避免使用铝制品及彩色搪瓷制品，以防止铝元素、铅元素对人体细胞的伤害。

4 调整饮食缓解孕吐症状

孕妈妈孕吐吃不下东西时，首先应该在饮食上进行调整，以满足孕妈妈和胎儿的营养需求。首先，可让孕妈妈多吃些富含蛋白质的清淡食物，帮助抑制恶心症状。其次，孕妈妈应随时吃点零食，一刻都不要让自己的胃空着，因为空腹是最容易引起恶心的。如，在床头放点饼干等简单的小零食，如果半夜醒来感到恶心，也可以吃点饼干来缓解一下。除此之外，姜能够有效缓解孕吐症状。可把生姜切碎，用热水冲泡，给孕妈妈冲一杯姜茶，这样可以让孕妈妈的胃感到舒服一些。此外，还要避免吃含高脂肪的食物，因为它们需要更长的时间才能消化。油腻、辛辣、有酸味和油炸的食物也要少吃。

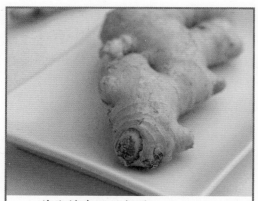

姜能够有效缓解孕吐症状，可以给孕妈妈冲一杯姜茶。

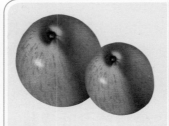

苹果

PING GUO

【水果类】

[别 名] 滔婆、柰、柰子

【适用量】每日一个为宜。
【热量】28.1千焦/100克。
【性味归经】性凉，味甘、微酸。归脾、肺经。

【主打营养素】

钾、苹果酸、维生素C

◎孕妈妈多吃苹果可消除妊娠呕吐，并补充维生素C等营养素，其中苹果所含的钾可以调节水、电解质平衡，防止因频繁呕吐而引起酸中毒。

◎食疗功效

苹果具有润肺、健胃、生津、止渴、止泻、消食、顺气、醒酒的功能，而且对于癌症有良好的食疗作用，非常适合孕妇食用。苹果含有大量的纤维素，常吃可以使肠道内胆固醇减少，缩短排便时间，能够减少直肠癌的发生。

◎选购保存

应挑选个头适中、果皮光洁、颜色艳丽的，另外，用手或餐巾纸擦拭苹果，如留下淡淡的红色或绿色，可能是工业蜡，千万别买。苹果放在阴凉处可以保存7～10天，如果装入塑料袋放入冰箱中则可以保存更长时间。

◎搭配宜忌

苹果+洋葱	✔	可降糖降脂，保护心脏
苹果+香蕉		可防止铅中毒
苹果+白萝卜	✘	易导致甲状腺肿大
苹果+海鲜		易导致腹痛、恶心

营养成分表

营养素	含量（每100克）
蛋白质	0.20克
脂肪	0.20克
糖类	13.50克
膳食纤维	1.20克
维生素A	3微克
维生素B_1	0.06毫克
维生素B_2	0.02毫克
维生素C	4毫克
维生素E	2.12毫克
钙	4毫克
铁	0.60毫克
锌	0.19毫克
硒	0.12微克

温馨提示

"一天一个苹果，医生远离我"，苹果不单是健康之果，还是智慧之果、美容之果。它能够缓解妊娠呕吐、孕期水肿等多种妊娠反应。我国民间还有孕期吃苹果，将来宝宝皮肤白嫩的说法。所以，除了孕早期，其他孕期也可以食用苹果。

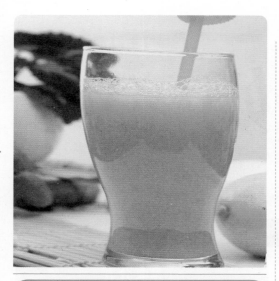

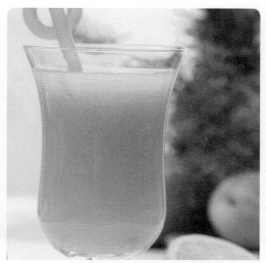

孕早期 案例 1 苹果青提汁

|原料| 苹果150克，青提150克

|调料| 柠檬汁适量

|做法| ①将苹果清洗干净，去皮、核，切块；将青提清洗干净，去核。②将苹果和青提一起放入榨汁机中，榨出果汁。③在榨好的果汁中加入柠檬汁，搅拌均匀即可饮用。

|专家点评| 苹果不仅富含锌等微量元素，还富含糖类、多种维生素等营养成分，尤其是细纤维含量高，有利于胎儿大脑的发育。将苹果与青提榨汁，再混合柠檬汁，口味酸甜，不仅可以有效缓解孕早期妈妈孕吐，还有助于胎儿的健康发育，非常适合孕早期妈妈饮用。

柠檬汁可根据个人口味适量加入，最后轻轻搅拌均匀即可。青提可用淀粉浸泡后再清洗。

孕早期 案例 2 苹果菠萝桃汁

|原料| 苹果1个，菠萝300克，桃子1个

|调料| 柠檬汁适量

|做法| ①分别将桃子、苹果、菠萝去皮并清洗干净，均切成小块，入盐水中浸泡。②将桃子、苹果、菠萝一起放入榨汁机中，榨出果汁，然后加入柠檬汁，搅拌均匀即可。

|专家点评| 苹果含丰富的锌，锌是构成核酸及蛋白质不可或缺的营养素，多吃苹果可以促进胎儿大脑发育，增强记忆力；苹果所含的丰富的膳食纤维可促进消化，缓解孕期便秘；菠萝含膳食纤维、维生素B_3和维生素A等，可补脾胃、益气血；桃子富含B族维生素、维生素E等，可促进胎儿发育。

烹饪常识

切开的苹果不宜长时间暴露在空气中，否则暴露在外的果肉与空气接触，会发生氧化反应而变成褐色，影响味道。

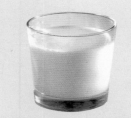

【适用量】每天食用250毫升为宜。

【热量】226.0千焦/100克。

【性味归经】性平，味甘。归心、肺、肾、胃经。

牛奶

NIU NAI

【其他类】

[别名] 牛乳

【主打营养素】

钙、磷、钾

◎牛奶中钙、磷、钾等矿物质含量丰富，且极易被人体吸收利用，可减少胃肠道刺激，并能有效地维持人体酸碱度的平衡，是孕妈妈的极佳饮品。

◎食疗功效

牛奶具有补肺养胃、生津润肠的功效；喝牛奶能促进睡眠安稳；牛奶中的碘、锌和卵磷脂能大大提高大脑的工作效率；牛奶中的镁元素会促进心脏和神经系统的耐疲劳性；牛奶能润泽肌肤，经常饮用可使皮肤白皙光滑，增加弹性，同时还能保护表皮、防裂、防皱。

◎选购保存

要选择品质有保证的牛奶，新鲜优质牛奶应有鲜美的乳香味，以乳白色、无杂质、质地均匀为宜。牛奶买回后应尽快放入冰箱冷藏，以低于7℃为宜。

营养成分表

营养素	含量（每100克）
蛋白质	3克
脂肪	3.20克
糖类	3.40克
维生素A	24微克
维生素B$_1$	0.03毫克
维生素B$_2$	0.14毫克
维生素C	1毫克
维生素E	0.21毫克
钙	104毫克
镁	11毫克
铁	0.30毫克
锌	0.42毫克
硒	1.94微克

温馨提示

孕早期妈妈的胃口不佳可以适当喝些牛奶，并不是所有孕妈妈都适合饮用牛奶，如贫血、患有胃溃疡的孕妈妈就不能喝牛奶，可用酸奶或豆浆代替。牛奶含有人体所需的各种营养物质，产妇每天喝牛奶也有利于身体康复。

◎搭配宜忌

牛奶+木瓜 牛奶+火龙果	✓	可降糖降压、美白养颜 可润肠通便
牛奶+橘子 牛奶+食醋	✗	易发生腹胀、腹泻 不利于消化吸收

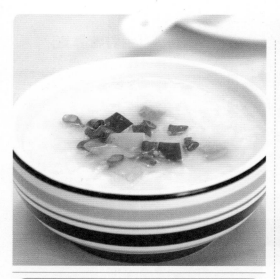

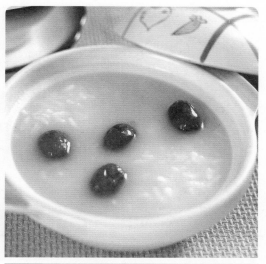

孕早期 案例 **1** 苹果胡萝卜牛奶粥

|原料| 苹果、胡萝卜各25克，牛奶100毫升，大米100克

|调料| 白糖5克，葱花少许

|做法| ①胡萝卜、苹果清洗干净，切小块；大米淘洗干净。②锅置火上，注入清水，放入大米煮至八成熟。③放入胡萝卜、苹果煮至粥将成，倒入牛奶稍煮，加白糖调匀，撒葱花便可。

|专家点评| 胡萝卜中维生素A是骨骼正常生长发育的必需物质；苹果富含多种维生素，以及柠檬酸、苹果酸等有机酸，能缓解孕吐；牛奶含有丰富的优质蛋白质、脂肪、钙、铁等营养成分。这道粥有助于孕妈妈滋补身体，孕育健康的胎儿。

烹饪常识

牛奶不要煮久了，以免营养流失。煮这道粥时，可以先将胡萝卜的皮削去。

孕早期 案例 **2** 牛奶红枣粳米粥

|原料| 红枣20枚，粳米100克，牛奶150毫升

|调料| 红糖适量

|做法| ①将粳米、红枣一起清洗干净泡发。②再将泡好的粳米、红枣加入适量水煮开后改小火煮约30分钟，加牛奶煮开。③待煮成粥后，加入红糖继续煮溶即可。

|专家点评| 牛奶营养丰富，容易消化吸收，人称"白色血液"，是理想的天然食品，富含蛋白质、维生素A、维生素B$_2$、钙。红枣富含维生素A、维生素C、维生素E、胡萝卜素、磷、钾、铁、叶酸、泛酸、维生素B3等营养成分，有提高人体免疫力、预防妊娠贫血的作用。粳米有帮助调节脂肪和蛋白质代谢的功能，可以改善面部色素沉着，起到美容养颜的作用。

烹饪常识

可先将红枣和粳米清洗干净，然后加清水泡发，煮粥时将泡过粳米和红枣的水也加入锅里。

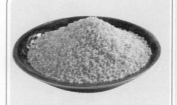

【适用量】每天食用50克左右为宜。

【热量】577.6千焦/100克。

【性味归经】性凉，味甘、咸。归脾、肾经。

小米

XIAO MI

【杂粮类】

[别名] 粟米、谷子、黏米

◎食疗功效

小米有健脾和胃、清热解渴、安眠等功效，适合脾胃虚弱、反胃呕吐、体虚胃弱、精血受损、食欲缺乏等患者食用，病人、孕妇、失眠者、体虚者、低热者、脾胃虚弱者、食不消化者、反胃呕吐者、泄泻者也可食用。小米熬粥营养丰富，人们常称之为"代参汤"。

◎选购保存

宜选购米粒大小一致，颜色均匀，呈乳白色、黄色或金黄色，有光泽，无虫，无杂质的小米。贮存于低温干燥避光处即可，也可在小米中加入几瓣大蒜，有防虫的作用。

◎搭配宜忌

小米+洋葱	可生津止渴、降脂降糖
小米+苦瓜 ✓	可清热解暑
小米+黄豆	可健脾和胃、益气宽中
小米+杏仁 ✗	会使人呕吐、泄泻

营养成分表

营养素	含量（每100克）
蛋白质	9克
脂肪	3.10克
糖类	75.10克
膳食纤维	1.60克
维生素A	17微克
维生素B₁	0.33毫克
维生素B₂	0.10毫克
维生素E	3.63毫克
钙	41毫克
镁	107毫克
铁	5.10毫克
锌	1.87毫克
硒	4.74微克

温馨提示

用小米熬煮的粥营养价值较高，较适合怀孕后没胃口的孕妈妈吃。将小米与动物性食品或豆类搭配，可以提供给孕妈妈更完善、更全面的营养。但不能食用变质或劣质的小米，变质的小米手捻易成粉状，易碎，碎米多，有异味。

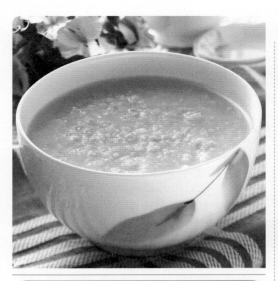

小米粥

|原料| 小米、玉米各50克，糯米20克

|调料| 白糖少许

|做法| ①将小米、玉米、糯米清洗干净。②洗后的原材料放入电饭煲内，加清水后开始煲粥，煲至粥黏稠时倒出盛入碗内。③加白糖调味即可。

|专家点评| 小米含有多种维生素、氨基酸、脂肪、纤维素和糖类，一般粮食中不含的胡萝卜素，小米中也有，特别是它的维生素B_1含量居所有粮食之首，含铁量很高，含磷也很丰富，有补血、健脑的作用。将小米搭配玉米和糯米一同熬煮，营养更加全面且更加丰富，非常适合孕早期妈妈滋补身体，预防缺铁性贫血。

 烹饪常识

　　小米粥不宜太稀薄，淘米时不要用手搓，忌长时间浸泡或用热水淘米，以免营养流失。

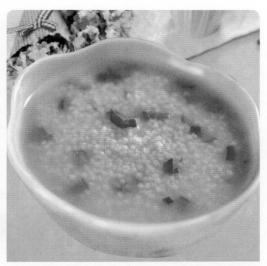

小米红枣粥

|原料| 小米100克，红枣20枚

|调料| 蜂蜜20克

|做法| ①红枣清洗干净，去核，切成碎末。②小米入清水中清洗干净。③将小米加水煮开，加入红枣末熬煮成粥，关火后凉至温热，调入蜂蜜即可。

|专家点评| 小米能开胃又能养胃，具有健胃消食、防止反胃和呕吐的功效。小米含有蛋白质、钙、胡萝卜素和维生素B_1、维生素B_2；红枣含维生素C，二者互补，是一种具有较高营养价值的滋补粥品，是孕妈妈缓解孕吐，滋养身体的较佳选择。此外，这道粥含铁量高，所以对于产妇产后滋阴养血也大有功效。

 烹饪常识

　　加入蜂蜜时，粥不宜太热，否则会降低蜂蜜的营养。小米熬煮的时间可以长一些，味道更佳。

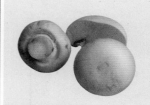

【适用量】每次食用30克
为宜。
【热量】1013千焦/100克。
【性味归经】性平，味甘。
归肺、心经。

口蘑

KOU MO

【蔬菜菌菇类】

[别 名] 白蘑、云盘蘑、银盘

【主打营养素】

膳食纤维、维生素B_3
◎口蘑中含有大量的膳食纤维，有润肠通便、排毒的功效，还可促进胆固醇的排泄，降低胆固醇含量。口蘑还含有大量的硒，硒可调节甲状腺的工作，提高免疫力。

营养成分表

营养素	含量（每100克）
蛋白质	38.70克
脂肪	3.30克
糖类	31.60克
膳食纤维	17.20克
烟酸	44.30毫克
维生素B_1	0.07毫克
维生素B_2	0.08毫克
维生素E	8.57毫克
钙	169毫克
镁	167毫克
铁	19.40毫克
锌	9.04毫克
硒	未测定

◎搭配宜忌

口蘑+鸡肉	✔	可补中益气
口蘑+鹌鹑蛋		可防治肝炎
口蘑+野鸡	✘	容易引发痔疮
口蘑+驴肉		会导致腹痛、腹泻

孕早期案例

口蘑山鸡汤

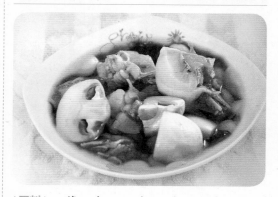

|原料| 口蘑20克，山鸡400克，红枣、枸杞各30克，莲子50克

|调料| 姜3片，盐、鸡精各适量

|做法| ①将口蘑清洗干净，切块；山鸡处理干净，剁块；红枣、莲子、枸杞泡发，洗净。②将山鸡入沸水中汆透捞出，入冷水中清洗干净。③待煲中水烧开，下入姜片、山鸡块、口蘑、红枣、莲子、枸杞一同煲炖90分钟，调入适量盐、鸡精即可。

|专家点评| 这道汤有滋补强身、增进食欲、防治便秘的效果，特别适合孕早期的孕妈妈食用。

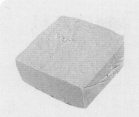

【适用量】每天食用50克左右为宜。

【热量】339.1千焦/100克

【性味归经】性凉，味甘。归脾、胃、大肠经。

豆腐

DOU FU

【杂粮类】

[别 名] 水豆腐、老豆腐

【主打营养素】

大豆蛋白

◎豆腐中含有的大豆蛋白属完全蛋白，含有人体必需的八种氨基酸，且比例也接近人体需要，是孕妈妈补充营养的很好的食物之一，有增强免疫力的作用。

营养成分表

营养素	含量（每100克）
蛋白质	8.10克
脂肪	3.70克
糖类	3.80克
膳食纤维	0.40克
烟酸	0.20毫克
维生素B$_1$	0.04毫克
维生素B$_2$	0.03毫克
维生素E	2.71毫克
钙	164毫克
镁	27毫克
铁	1.90毫克
锌	1.11毫克
硒	2.30微克

◎搭配宜忌

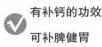

豆腐+鱼
豆腐+西红柿
✔ 有补钙的功效
可补脾健胃

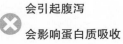

豆腐+蜂蜜
豆腐+鸡蛋
✘ 会引起腹泻
会影响蛋白质吸收

孕早期案例 **豆腐鱼头汤**

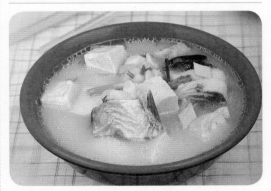

|原料| 鲢鱼头半个，豆腐200克，清汤适量

|调料| 盐6克，葱段2克，姜片2克，香菜末少许，香油适量

|做法| ①先将半个鲢鱼头治净，斩大块；豆腐洗净切块备用。②然后净锅上火倒入清汤，调入盐、葱段、姜片，下入鲢鱼头、豆腐煲至熟，淋入香油，撒入少许香菜末即可。

|专家点评| 豆腐和鱼头都是高蛋白、低脂肪和多维生素的食品，二者均含有丰富的健脑物质，特别是鱼头营养丰富，含有鱼肉中所缺乏的卵磷脂，有助于胎儿大脑发育。

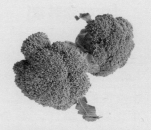

西蓝花
XI LAN HUA

【蔬菜类】

[别 名] 花椰菜、青花菜

【适用量】每日60克为宜。
【热量】138.1千焦/100克。
【性味归经】性凉，味甘。
归肾、脾、胃经。

【主打营养素】

维生素E、维生素K

◎西蓝花含有丰富的维生素E，有保胎、安胎、预防流产的作用，还有改善血液循环、修复组织的作用；西蓝花还含有丰富的维生素K，可促进血液正常凝固及骨骼生长。

◎食疗功效

西蓝花有爽喉、开音、润肺、止咳的功效。长期使用可以减少乳腺癌、直肠癌及胃癌等癌症的发病概率。西蓝花能够阻止胆固醇氧化，防止血小板凝结成块，因而减少心脏病与中风的危险。适合口干舌燥、消化不良、食欲不振、大便干结者，体内缺乏维生素K者及孕妇滋补食用。

◎选购保存

选购西蓝花要注意花球要大，紧实，色泽好，花茎脆嫩，以花芽尚未开放的为佳，而花芽黄化、花茎过老的西蓝花则说明品质不佳。西蓝花用保鲜膜封好置于冰箱中可保存1周左右。

◎搭配宜忌

西蓝花+胡萝卜	可预防消化系统疾病
西蓝花+西红柿 ✓	可防癌抗癌
西蓝花+枸杞	有利于营养吸收
西蓝花+牛奶 ✗	会影响钙质吸收

营养成分表

营养素	含量（每100克）
蛋白质	4.10克
脂肪	0.60克
糖类	4.30克
膳食纤维	1.60克
维生素A	1202微克
维生素B$_1$	0.09毫克
维生素B$_2$	0.13毫克
维生素C	51毫克
维生素E	0.91毫克
钙	67毫克
铁	1毫克
锌	0.78毫克
硒	0.70微克

温馨提示

患有红斑狼疮者不宜食用西蓝花；患尿路结石者则忌食西蓝花。西蓝花营养丰富，除了在孕期适宜食用，产后也宜食用，不过由于西蓝花性凉，要注意不能过量食用，而体质偏寒的妈妈则宜少食。

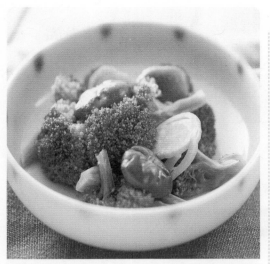

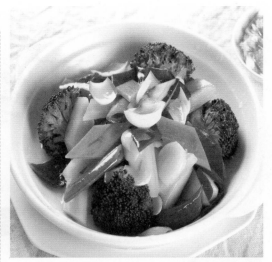

孕早期 案例 **1**	素拌西蓝花

原料 西蓝花60克，胡萝卜、香菇各15克

调料 盐少许

做法 ①西蓝花清洗干净，切朵；胡萝卜清洗干净，切片；香菇清洗干净，切片。②将适量的水烧开后，先把胡萝卜放入锅中烧煮至熟，再把西蓝花和香菇放入开水中烫一下。③最后加入盐拌匀即可捞出。

专家点评 这道菜含有丰富的植物蛋白、维生素A、维生素C、维生素K等营养成分，非常适合孕妈妈及产后妈妈食用。其含有的维生素C，能增强肝脏的解毒能力，提高机体免疫力；此外，含有的抗氧化、防癌症的微量元素，长期食用可以减少乳腺癌、直肠癌及胃癌等癌症的发病率。

烹饪常识

西蓝花的菜柄切成圆片或切成条烹调会使其熟得更快。西蓝花烫至八成熟即可，过熟则不鲜嫩。

孕早期 案例 **2**	什锦西蓝花

原料 胡萝卜30克，黄瓜50克，西蓝花200克，荷兰豆100克，木耳10克，百合50克

调料 蒜蓉10克，盐4克，鸡精2克

做法 ①黄瓜清洗干净，去皮切段；西蓝花洗净去根切朵；百合清洗干净，切片；胡萝卜去皮切片；荷兰豆去筋洗净，切菱形段；木耳泡发切片。②锅中加水、少许盐及鸡精烧沸，放入备好的材料焯烫、捞出。③净锅入油烧至四成热，放进蒜蓉炒香，倒入焯过的原材料翻炒，调入剩余盐、鸡精炒匀至香，即可出锅。

专家点评 西蓝花营养丰富，有滋补之功，有助于提高孕妈妈的身体素质，预防先兆流产，帮助孕妈妈孕育健康的胎儿。

烹饪常识

干百合清洗干净，放在有开水的容器中，加盖浸泡半小时后清洗干净即可烹饪。

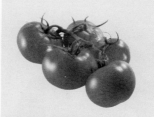

西红柿

XI HONG SHI

【蔬菜类】

[别 名] 番茄、番李子、洋柿子

【适用量】每天2个为宜。

【热量】79.5千焦/100克。

【性味归经】性凉，味甘、酸。归肺、肝、胃经。

◎食疗功效

西红柿具有止血、降压、利尿、健胃消食、生津止渴、清热解毒的功效，可以预防妊娠高血压、宫颈癌、胰腺癌等症。适合食欲不振、习惯性牙龈出血、高血压、急慢性肾炎者及孕妇等食用。

◎选购保存

要选择颜色粉红，而且蒂的部位一定要圆润，如果蒂部再带着淡淡的青色，就是最沙最甜的了。保存时可以将西红柿放入食品袋中，扎紧口，放在阴凉通风处，每隔一天打开口袋透透气，擦干水珠后再扎紧。

◎搭配宜忌

西红柿+芹菜		可降压、健胃消食
西红柿+蜂蜜		可补血养颜
西红柿+南瓜		会降低营养
西红柿+红薯		会引起呕吐

营养成分表

营养素	含量（每100克）
蛋白质	0.90克
脂肪	0.20克
糖类	4.00克
膳食纤维	0.50克
维生素A	92微克
维生素C	19毫克
维生素E	0.57毫克
叶酸	5.60微克
烟酸	0.49毫克
钙	10毫克
铁	104毫克
锌	0.13毫克
磷	23微克

温馨提示

青色的西红柿不宜食用。因为未成熟的西红柿含有大量的毒西红柿碱，孕妈妈食用后，可能出现恶心、呕吐、全身乏力等中毒症状，对胎儿发育有害。备孕期、孕早期、孕中期、孕晚期都宜吃西红柿。

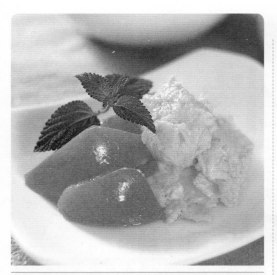

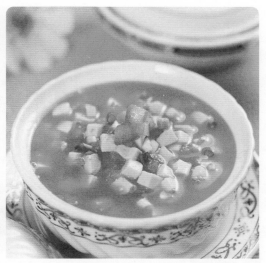

孕早期案例 1 西红柿炒鸡蛋

| 原料 | 西红柿500克，鸡蛋2个

| 调料 | 白糖10克，盐适量，淀粉5克

| 做法 | ①西红柿清洗干净，去蒂，切成块；鸡蛋打入碗内，加入少许盐，搅匀。②将炒锅放油，先将鸡蛋倒入，炒成散块，盛出。③炒锅中再放些油，油烧热后放入西红柿翻炒几下，再放入炒好的鸡蛋，搅炒均匀，加入白糖、盐，再翻炒几下，用淀粉勾芡即成。

| 专家点评 | 这道菜营养丰富，对孕妈妈的身体极为有利，还对胎儿的神经系统发育有利，有健脑的功效。西红柿营养丰富，人称"蔬菜中的冠军"，在被孕吐困扰的孕初期，西红柿可是孕妈妈的得力助手。

烹饪常识

炒鸡蛋要用小火，以免炒老。在做西红柿炒鸡蛋的时候就有形成鲜味的物质析出，不需要再放提鲜的味精或者鸡精。

孕早期案例 2 西红柿豆腐汤

| 原料 | 西红柿250克，豆腐2块

| 调料 | 盐3克，胡椒粉、味精各1克，淀粉15克，香油5克，熟菜油150克，葱花25克

| 做法 | ①将豆腐洗净切成小粒；西红柿洗净入沸水烫后，剖开，切成粒；豆腐入碗，加西红柿、胡椒粉、盐、味精、淀粉、少许葱花一起拌匀。②炒锅置中火上，下菜油烧至六成热，倒入豆腐、西红柿，翻炒至香。③约炒5分钟后，撒上剩余葱花，调入盐，淋上香油即可。

| 专家点评 | 西红柿中富含的胡萝卜素在人体内可转化为维生素A，能促进胎儿骨骼生长，预防佝偻病。同时，西红柿有增加胃液酸度、帮助消化、调整胃肠功能的作用。

烹饪常识

西红柿清洗干净后放于碗中，在表面划十字刀口，放入沸水中烫一会儿，再放入冷水中，西红柿就很好剥皮了。

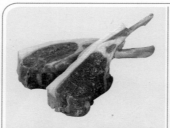

猪骨
ZHU GU

【肉禽蛋类】

[别 名] 猪脊骨、猪排骨

【适用量】每天食用100克左右为宜。

【热量】1105.1千焦/100克。

【性味归经】性温，味甘、咸。归脾、胃经。

【主打营养素】

磷酸钙、骨胶原、骨黏蛋白

◎猪骨中磷酸钙、骨胶原、骨黏蛋白含量丰富，尤其是丰富的钙质可维护骨骼健康，具有滋阴润燥、益精补血的作用，有助于母体和胎儿的健康。

◎食疗功效

猪骨有补脾、润肠胃、生津液、丰肌体、泽皮肤、补中益气、养血健骨、延缓衰老、延年益寿的功效。儿童经常喝猪骨汤，能及时补充人体所必需的骨胶原等物质，增强骨髓造血功能，有助于骨骼的生长发育。孕妇喝猪骨汤可强筋健骨。

◎选购保存

应选购富有弹性、其肉呈红色的新鲜猪骨。用浸过醋的湿布将猪骨包起来，可保鲜一昼夜；可将猪骨放入冰箱中冷藏；将猪骨煮熟放入刚熬过的猪油里，可保存较长时间。

营养成分表

营养素	含量（每100克）
蛋白质	18.30克
脂肪	20.40克
糖类	1.70克
维生素A	12微克
维生素B$_1$	0.80毫克
维生素B$_2$	0.15毫克
维生素E	0.11毫克
钙	8毫克
磷	125毫克
镁	17毫克
铁	0.80毫克
锌	1.72毫克
硒	10.30微克

◎温馨提示

多喝猪骨汤是非常有益的，孕早期不一定要大补特补，主要还是要注意营养均衡。猪骨营养丰富，除了适宜孕早期食用，孕中期、孕晚期及产褥期也都可以食用。

◎搭配宜忌

猪骨+洋葱		可抗衰老
猪骨+西洋参		可滋养生津
猪骨+甘草		会引起中毒
猪骨+苦瓜		会阻碍钙质吸收

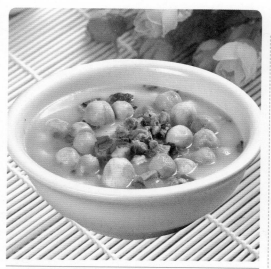

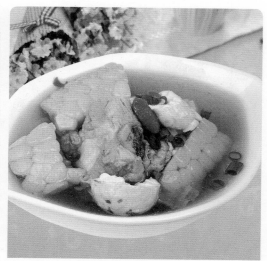

孕早期 案例 1 芋头排骨汤

|原料|猪排骨350克,芋头300克,白菜100克,枸杞30克

|调料|葱花20克,料酒5克,老抽6克,盐3克,味精1克

|做法|①猪排骨清洗干净,剁块,汆烫后捞出;芋头去皮,清洗干净;白菜清洗干净,切碎;枸杞洗净。②锅倒油烧热,放入排骨煎炒至黄色,加入料酒、老抽炒匀后,加入沸水,撒入枸杞,炖1小时,加入芋头、白菜煮熟。③加入盐、味精调味,撒上葱花起锅即可。

|专家点评| 这道汤不仅能增强孕妈妈的食欲,还能够使皮肤润泽,同时提高机体的免疫力。

烹饪常识

猪排骨最好用五花肉上方的子排,质地较嫩,也可以汆烫后直接煲,但色泽较淡。

孕早期 案例 2 玉米板栗排骨汤

|原料|猪排骨350克,玉米棒200克,板栗50克

|调料|花生油30克,盐、味精各3克,葱花、姜末各5克,高汤适量

|做法|①将猪排骨清洗干净,斩块,汆水;玉米棒洗净切块;板栗清洗干净,备用。②净锅上火倒入花生油,将葱花、姜末爆香,下入高汤、猪排骨、玉米棒、板栗,调入盐、味精煲至熟即可。

|专家点评| 猪排骨含有大量磷酸钙、骨胶原、骨黏蛋白等,可为人体提供钙质;玉米中含蛋白质、维生素和矿物质都比较丰富;板栗中含有蛋白质、维生素等多种营养素,所以这道汤有补血养颜、开胃健脾、强筋健骨的作用,很适合孕妈妈食用。

烹饪常识

排骨汆水时汤面会出现一层泡沫,这就是被煮出来的血水,把排骨捞出后要用清水冲洗干净。

菠菜

不宜吃菠菜的原因

很多人都认为菠菜富含铁质，多吃菠菜可供给人体较多的铁，以利补血。其实，菠菜中铁的含量并不多，其主要成分是草酸，而草酸能严重影响钙和锌的吸收，使体内钙、锌含量明显减少。

钙和锌都是人体必需的营养成分，如果钙、锌被草酸破坏，将给孕妈妈和胎儿带来不利的影响。因为孕妈妈缺锌，会使其食欲不振、味觉下降；孕妈妈缺钙会造成腿抽筋或牙病。所以孕妈妈还是少吃菠菜为好。即使吃少量菠菜，也要在做菜前放入开水中焯一下，以减少草酸含量。

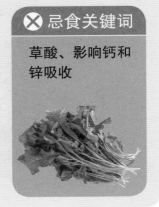

山楂

不宜吃山楂的原因

山楂开胃消食、酸甜可口，由于孕妈妈怀孕后常有恶心、呕吐、食欲不振等早孕反应，所以喜欢吃些山楂或山楂制品以增进食欲。其实，山楂虽然可以开胃，但对孕妈妈很不利。

经研究表明，山楂有活血通瘀的功效，对子宫有兴奋作用，孕妈妈食用过多可促进子宫收缩，进而增加流产的概率。尤其是以往有过自然流产史或怀孕后有先兆流产症状的孕妈妈，更不应该吃山楂及山楂制品。

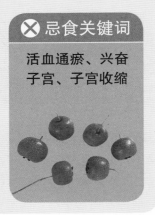

桂圆

不宜吃桂圆的原因

桂圆主要含葡萄糖、蔗糖、维生素等物质，营养丰富。民间有"孕妇吃桂圆可保胎"的说法，但这种说法是不科学的，应该加以纠正。医学认为，桂圆虽有补心安神、养血益脾的功效，但其性温大热，极易助火，一切阴虚内热体质及患热性病者均不宜食用。

孕妈妈阴血偏虚，阴虚则滋生内热，因此往往有大便干燥、口干而胎热、肝经郁热的征候。孕妈妈食用桂圆后，不仅不能保胎，反而易出现漏红、腹痛等先兆流产症状，而孕晚期食用有可能导致"见红"、早产。

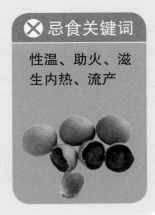

螃 蟹

螃蟹味道鲜美，蟹肉具有清热散结、通脉滋阴、补肝肾、生精髓、壮筋骨之功效。但是螃蟹性寒凉，有活血祛瘀之功，孕早期的孕妈妈食用后会造成出血、流产。尤其是蟹爪，有明显的堕胎作用，故对孕妈妈不利。而且螃蟹这种高蛋白食物，很容易变质腐败，若是误吃了死蟹，轻则会头晕、腹疼，重则会呕吐、腹泻甚至造成流产。所以孕妈妈应禁食螃蟹。

❌ 忌食关键词

性寒凉、活血祛瘀、容易腐败、堕胎

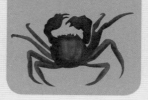

咖 啡

咖啡的主要成分为咖啡因、可乐宁等生物碱。咖啡因和可乐宁是兴奋中枢神经的药物，孕妈妈大量饮用咖啡后，会出现恶心、呕吐、头晕、心跳加快等症状。同时，咖啡因能迅速通过胎盘作用于胎儿，使胎儿直接受到咖啡因的不良影响。

咖啡中的咖啡碱，还有破坏维生素B_1的作用，会导致维生素B_1缺乏，出现烦躁、容易疲劳、记忆力减退、食欲下降及便秘等症状，严重的可发生神经组织损伤、心脏损伤、肌肉组织损伤及水肿。所以建议孕妈妈不要大量饮用咖啡类饮品。

❌ 忌食关键词

咖啡因、可乐宁、咖啡碱

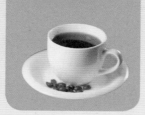

蜜 饯

不少怀孕初期的女性，因早孕引起胃肠道反应，喜欢食用酸甜可口的果脯蜜饯。据有关资料研究证明，妊娠早期大量食用含有食品添加剂的果脯蜜饯，对胎儿的胚胎发育是不利的。

蜜饯虽食用方便，但经过了层层加工后，蜜饯仅能保留原料的部分营养，再加上添加了防腐剂、着色剂、香精以及过高的盐和糖。这些添加物质大都是人工合成的化学物质，对组织胚胎是有一定影响的。如长期大量食用也会引起慢性中毒，甚至引起孕妇流产或胎儿畸形。

❌ 忌食关键词

添加剂、营养缺失、高盐、高糖

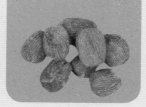

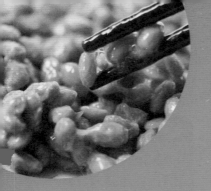

第四章
孕中期饮食宜忌

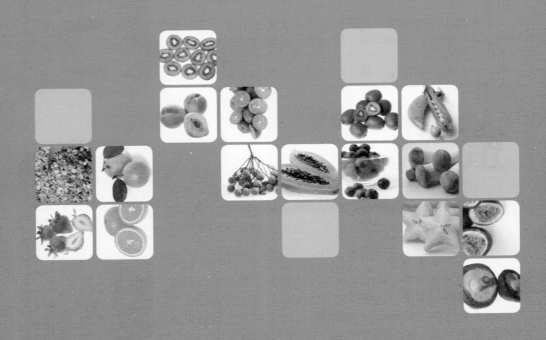

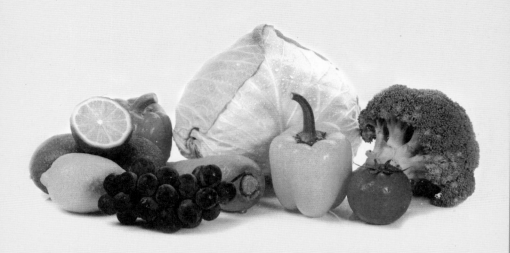

　　孕中期（即女性怀孕的第4个月到第7个月）胎儿逐渐趋于稳定，孕妈妈也逐渐适应了怀孕的生活状态，而且妊娠反应已逐渐减轻，食欲开始增加。这个时期，孕妈妈应增加各种营养的摄入量，尽量满足胎儿迅速生长及母体营养素贮存的需要。那么，什么食物能吃，什么食物不能吃，孕妈妈一定要做到心中有数。

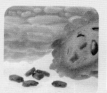

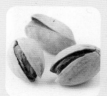
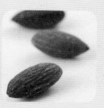

孕中期 饮食须知

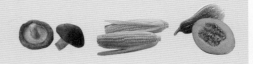

◎随着早孕反应的消失，很多孕妇的食量明显增加，但在增加食量的同时也要注意合理摄取均衡的营养。

1 孕中期的贴心饮食建议

孕中期胎儿的生长速度逐渐加快，体重每天增加10克左右，胎儿的骨骼开始钙化，脑发育也处于高峰期。此时，孕妈妈的胃口开始好转，孕妈妈本身的生理变化使皮下脂肪的储存量增加、子宫和乳房明显增大，孕妈妈的基础代谢也增加了10%～20%。

因此，这一阶段的日常膳食应强调食物品种多样化，主食（大米、面）350～400克，杂粮（小米、玉米、豆类等）50克左右，蛋类50克，牛乳220～250毫升，动物类食品100～150克，动物肝脏50克且每周宜食用2～3次，蔬菜400～500克（绿叶菜占2/3），经常食用菌藻类食品，水果100～200克，植物油25～40克。

由于孕中期子宫逐渐增大，常会压迫胃部，使餐后出现饱胀感，因此每日的膳食可分4或5次，但每次食量要适度，不能盲目地吃得过多而造成营养过剩。如孕妈妈体重增加过多或胎儿超重，无论对孕妈妈还是对宝宝都会产生不利影响。另外，还要注意不能过量服用补药和维生素等制剂，以免引起中毒。

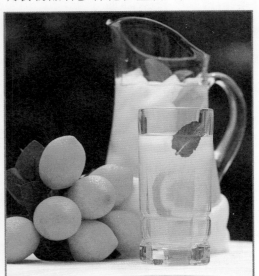

孕妈妈的膳食应强调食物品种多样化。

2 孕妈妈饮食不能过咸

孕妈妈在孕中期容易产生水肿和高血压，这时应该注意，饮食不宜太咸。如果孕妈妈饮食太咸，可导致体内钠滞留，容易引起浮肿，影响胎儿的正常发育。另外，孕妈妈要定期产检，监测血压、体重和尿蛋白的情况，注意有无贫血和营养不良。

当然，建议不要吃太咸的食物，也

不是说一点儿咸都不吃，这对母胎也是不好的，只有适当食用才是正确的。专家指出，中等量的食盐摄取量是每日4～10克。这其中1～2克的食盐应该来自含有钠的食品，另一部分则靠我们做饭做菜时添加进去。对于孕妈妈来说，每日食盐不超过5克即可。

此外，如果出现这些情况，孕妈妈要注意忌盐：①患有某些与妊娠有关的疾病（心脏病或肾脏病）。②孕妈妈体重增加过度，特别是同时还发现水肿、血压增高、妊娠中毒症状。

3 孕妈妈不能盲目节食

通常情况下，女性怀孕后都需要增加饮食，以供给母子营养所需。但也有少数孕妈妈怕身体肥胖会影响自己的体形美或宝宝出生后较难减肥，就尽量减少进食，这种做法是非常错误的。

女性怀孕以后，为了胎儿生长和产后哺乳的需要，在孕期要比孕前增加9～13.5千克，这些增重是必要的，否则胎儿不能正常生长发育。如果孕妈妈盲目节食，就会使胎儿先天营养不良，俗话说"先天不足，后天难养"。孕期常节食的孕妈妈生出的宝宝身体虚弱，甚至会发生多种疾病。

另外，孕妈妈盲目节食还会影响宝宝的大脑发育。宝宝脑细胞发育最关键的一段时期是在孕期的最后3个月至出生后6个月，在这段时期如果孕妈妈节食，胎儿的脑细胞发育不完善，就极易使宝宝智力发展受限。

盲目节食造成的营养不良，对孕妈妈本身危害也很严重，会发生难产、贫血、软骨症等疾患，甚至给后半生带来痛苦和麻烦。

所以，孕妈妈不能盲目节食，只有在达到满足孕妈妈本身和胎儿营养所需的情况下，才能适当控制饮食，以防身体过胖和胎儿过大，出现难产。

4 孕妈妈不宜进食过多

因为孕妈妈每天需要满足自身和胎儿的双重营养需求，所以，一些人就片面地理解为孕妈妈是"一人吃两人的饭"，更有一些孕妈妈以"填鸭式"进食，其实这是不正确的。

有些孕妈妈认为蛋白质的摄取十分重要，于是在均衡膳食的基础上盲目补充蛋白质粉。结果，过多的蛋白质摄入后容易转换成脂肪，从而造成孕妈妈肥胖，而且蛋白质的过度分解和排出也会加重肾脏负担。

有些孕妈妈在怀孕期间猛吃水果，以为可以补充各种维生素、纤维素，还能让孩子皮肤变白，实际上这会使孕妈妈过胖，而且影响其他食物的吸收，造成营养不良。

在合理膳食的基础上，孕妈妈要适当参加运动，也可以做一些强度不大的家务活，以促进体内新陈代谢，消耗多余的脂肪，维持营养平衡，这样才有益于孕妈妈和胎儿的健康。

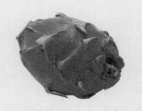

火龙果

HUO LONG GUO

【水果类】

[别 名] 仙蜜果、红龙果

【适用量】每日半个为宜。

【热量】213.5千焦/100克。

【性味归经】性凉、味甘。归胃、大肠经。

◎食疗功效

火龙果具有明目、降火的功效，还能预防高血压，且有美容功效，孕妇食用非常有益。由于火龙果含有的植物性白蛋白是具黏性和胶质性的物质，对重金属中毒有解毒的作用，所以对胃壁有保护作用。火龙果还有抗氧化、抗自由基、抗衰老的作用。

◎选购保存

火龙果以外观光滑亮丽、果身饱满、颜色呈鲜紫红者为佳。成熟的火龙果香味比较浓郁，闻起来有果香味道。热带水果不宜放入冰箱中，建议现买现食或放在阴凉通风处储存。

营养成分表

营养素	含量（每100克）
蛋白质	0.62克
脂肪	0.17克
糖类	13.91克
膳食纤维	1.21克
维生素A	未测定
维生素B$_1$	未测定
维生素B$_2$	未测定
维生素C	5.22毫克
维生素E	未测定
钙	6.30毫克
铁	0.55毫克
锌	未测定
硒	未测定

◎搭配宜忌

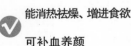

火龙果+虾 火龙果+枸杞	✓	能消热祛燥、增进食欲 可补血养颜
火龙果+白萝卜 火龙果+黄瓜	✗	会诱发甲状腺肿大 会破坏维生素C

温馨提示

火龙果集水果、花卉、蔬菜的优点于一身，具有很高的营养价值，而且美味可口。火龙果少有病虫害，几乎不使用任何农药和激素就可以满足其正常营养和生长。因此，火龙果是一种消费概念上的绿色、环保食品，孕妈妈食用有好处。

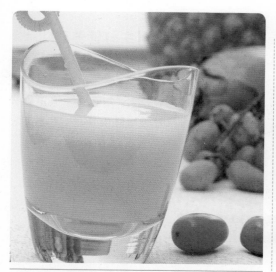

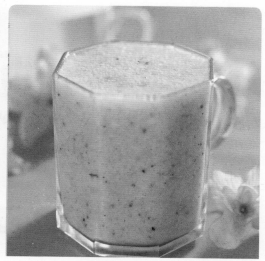

_{孕中期案例}1 火龙果汁

|原料| 火龙果150克，菠萝50克

|做法| ①将火龙果清洗干净，对半切开后挖出果肉，切成小块；将菠萝去皮，清洗干净后将果肉切成小块。②将龙火果和菠萝放入搅拌机中，加入60毫升凉开水，搅打成汁即可。

|专家点评| 这款饮品有预防便秘、保护眼睛、增加骨质密度、降血糖、降血压、帮助细胞膜形成、预防贫血、降低胆固醇、美白皮肤防黑斑的作用，对妊娠高血压有食疗作用，而且没有副作用，能促进胎儿健康发育。其中火龙果果肉中芝麻状的种子更有促进肠胃消化之功能，能预防孕期便秘。

烹饪常识

储存太久的火龙果不宜食用。果汁榨好后要立马饮用，否则维生素将损失。

_{孕中期案例}2 火龙果芭蕉萝卜汁

|原料| 火龙果200克，芭蕉2根，白萝卜100克，柠檬半个

|做法| ①将柠檬清洗干净，切块；芭蕉剥皮；火龙果去皮；白萝卜清洗干净，去皮。②将柠檬、芭蕉、火龙果、白萝卜放入搅拌机中，加水适量，搅打成汁即可。

|专家点评| 火龙果中的含铁量丰富，铁是制造血红蛋白及其他铁质物质不可缺少的元素，摄入适量的铁可以预防贫血。芭蕉含有丰富的叶酸，人体叶酸的储存是保证胎儿神经管正常发育、避免无脑、脊柱严重畸形发生的关键性物质。将这两种水果与白萝卜、柠檬一同制作饮品，对于孕妈妈是十分有利的。

烹饪常识

应选用新鲜的火龙果、芭蕉、白萝卜榨汁。此饮品加入少许蜂蜜，味道会更佳。

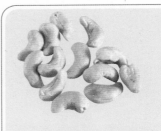

腰果
YAO GUO
【干果类】

[别 名] 肾果、鸡腰果

【适用量】每日30克为宜。
【热量】2185.0千焦/100克。
【性味归经】性平，味甘。
归脾、胃、肾经。

【主打营养素】
膳食纤维、钙、镁、铁
◎腰果富含膳食纤维以及钙、镁、铁，有降低血糖和胆固醇的作用。此外，腰果可保护血管，维持正常血压水平。又因富含钙，能防治糖尿病性骨质疏松症。

◎食疗功效

腰果对食欲不振、心衰、下肢水肿及多种炎症有显著功效，非常适合下肢水肿的孕妇食用。另外，有酒糟鼻的人更应多食。腰果对夜盲症、干眼病及皮肤角化有预防作用，能增强人体抗病能力、预防癌肿。腰果还含有丰富的油脂，可以润肠通便、润肤美容、延缓衰老。

◎选购保存

挑选外观呈完整月牙形、色泽白、饱满、气味香、油脂丰富、无蛀虫、无斑点者为佳。腰果不宜久存。应存放于密封罐中，放入冰箱冷藏保存，或放在阴凉通风处、避免阳光直射。

◎搭配宜忌

腰果+莲子 腰果+茯苓	✔	可养心安神、降压降糖 可补润五脏、安神
腰果+虾仁 腰果+鸡蛋	✘	导致高钾血症 会引起腹痛腹泻

营养成分表

营养素	含量（每100克）
蛋白质	17.30克
脂肪	36.70克
糖类	41.60克
膳食纤维	3.60克
维生素A	8微克
维生素B$_1$	0.27毫克
维生素B$_2$	0.13毫克
维生素E	3.17毫克
钙	26毫克
镁	153毫克
铁	4.80毫克
锌	4.30毫克
硒	34微克

温馨提示

腰果有补充体力和消除疲劳的良好功效，还能使干燥的皮肤得到改善，同时还可以为孕妈妈补充铁、锌等。所以是孕期可选的好坚果。但是，腰果含有多种过敏原，对于过敏体质的人来说，可能会造成过敏，孕妈妈一定要谨慎。

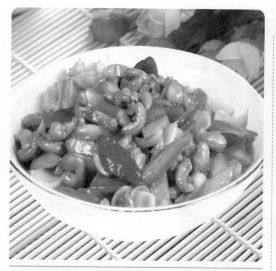

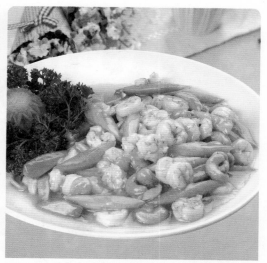

| 孕中期案例 1 | 腰果炒西芹 |

|原料| 西芹200克，百合100克，腰果100克，甜红椒、胡萝卜各50克

|调料| 盐3克，鸡精2克，糖3克，水淀粉、食用油各适量

|做法| ①西芹清洗干净，切段；百合清洗干净，切片；甜红椒去蒂清洗干净，切片；胡萝卜清洗干净，切片；腰果清洗干净。②锅下油烧热，放入腰果略炸一会，再放入西芹、百合、甜红椒、胡萝卜一起炒，加盐、鸡精、糖炒匀，待熟用水淀粉勾芡，装盘即可。

|专家点评| 西芹百合搭配腰果，蔬菜的爽脆和腰果的清香让孕妈妈百吃不厌。腰果含有丰富的油脂，可以润肠通便、润肤美容、延缓衰老。

烹饪常识

腰果可先焯水，沥干，再入油锅炸至香酥。将干百合倒入适量的开水，加盖浸泡半小时，洗净即可烹饪。

| 孕中期案例 2 | 腰果虾仁 |

|原料| 鲜虾200克，腰果150克，黄瓜150克，胡萝卜100克

|调料| 鸡精2克，盐3克，水淀粉适量

|做法| ①鲜虾治净；黄瓜清洗干净，切块；胡萝卜去皮，清洗干净切块。②热锅下油烧热，入腰果炒香，放入虾仁滑炒片刻，再放入黄瓜、胡萝卜同炒。③加鸡精、盐调味，炒熟用水淀粉勾芡，装盘即可。

|专家点评| 腰果中的脂肪成分主要是不饱和脂肪酸，有软化血管的作用，对保护血管、预防心血管疾病大有益处。常食用腰果有强身健体、提高机体抗病能力、使体力增强等作用。鲜虾搭配腰果，不仅能增强孕妈妈的身体素质，还有助于胎儿的健康发育。

烹饪常识

虾买回来后将虾的长须及多余的部分剪去，在虾的第二指节处，用牙签抽出虾肠，再清洗一下即可烹饪。

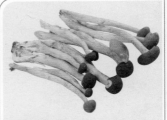

茶树菇

CHA SHU GU

【蔬菜菌菇类】

[别 名] 茶新菇

【适用量】每次50克为宜。

【热量】1167.9千焦/100克（干茶树菇）。

【性味归经】性平，味甘，无毒。入脾、胃经。

【主打营养素】

蛋白质、钙、铁

◎茶树菇富含蛋白质、钙和铁，可为人体提供18种必需氨基酸，有增强免疫力、促进胎儿骨骼和牙齿的发育、防止缺铁性贫血的作用，非常适合孕妈妈食用。

◎食疗功效

茶树菇中的糖类化合物能增强免疫力，促进形成抗氧化成分；茶树菇低脂低糖，且含有多种矿物元素，能有效降低血糖和血脂；茶树菇中的核酸能明显控制细胞突变成癌细胞或其他病变细胞，从而避免肿瘤的发生。孕妇可以放心食用。

◎选购保存

以菇形基本完整、菌盖有弹性、无严重畸形、菌柄脆嫩、同一次购买的菌柄长短一致的茶树菇为佳。茶树菇剪去根部及附着的杂质可烘干保存，也可进行速冻保鲜，但速冻保鲜的时间不宜过长。

营养成分表

营养素	含量（每100克）
蛋白质	14.40克
脂肪	2.60克
糖类	56.10克
膳食纤维	未测定
维生素A	未测定
维生素B_1	未测定
维生素B_2	未测定
维生素C	未测定
维生素E	未测定
钙	26.20毫克
铁	42.30毫克
锌	未测定
硒	未测定

◎搭配宜忌

茶树菇+猪骨	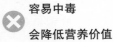	可增强免疫力
茶树菇+鸡肉		可增强免疫力
茶树菇+酒	✗	容易中毒
茶树菇+鹌鹑		会降低营养价值

温馨提示

茶树菇对孕妈妈水肿有较好的食疗作用，建议孕妈妈将茶树菇煲汤食用。同时，茶树菇有补肾滋阴、健脾胃、提高人体免疫力、增强人体防病能力的功效。所以，除了孕中期可以食用茶树菇，其他孕期及产后都可以食用。

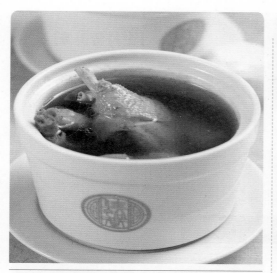

孕中期 案例 1 茶树菇鸭汤

|原料| 鸭肉250克，茶树菇少许

|调料| 盐适量

|做法| ①将鸭肉斩成块，清洗干净后焯水；茶树菇清洗干净。②将所有原材料放入盅内蒸2小时。③最后放入盐调味即可。

|专家点评| 鸭肉属于热量低、口感较清爽的白肉，特别适合孕妈妈夏天食用，而汤中另一道食材茶树菇是以富含丰富氨基酸和多种营养成分出名的食用菌类，还含有丰富的植物纤维素，能吸收汤中多余的油分，使汤水喝起来清爽不油腻。这道菜口感清爽甜美，鸭肉鲜嫩，茶树菇吃起来也爽脆可口，非常适合孕妈妈用来滋补身体。

烹饪常识

如果用干茶树菇，泡发清洗时一定要细心多漂洗几遍，以免茶树菇中带沙影响口感。

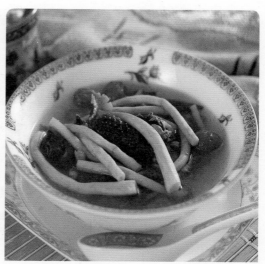

孕中期 案例 2 茶树菇红枣乌鸡汤

|原料| 乌鸡半只，茶树菇150克，红枣10颗

|调料| 姜2片，盐适量

|做法| ①乌鸡清洗干净，放入开水中氽烫3分钟，捞出，对半切开备用。②茶树菇浸泡10分钟，清洗干净；红枣、姜清洗干净，去核。③将以上所有材料放入煲中，倒入2000毫升水煮开，用中火煲2小时，再加盐调味即可。

|专家点评| 这汤是一道营养美食，主要食材是乌鸡、茶树菇，是一款孕妇健康汤品。乌鸡补益肝肾，滋阴补血，清热补虚。茶树菇中的氨基酸微量元素含量多，能够益气和胃、消除水肿。这道汤可以增强孕妈妈的免疫力，防治缺铁性贫血。

烹饪常识

乌鸡氽烫是为了去除血沫，让汤质更清澈，也可以放入砂锅里直接用冷水炖，等煮开了用勺子也能撇去血沫。

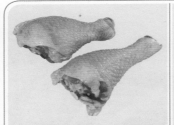

鸡肉

JI ROU

【肉禽蛋类】

[别 名] 家鸡肉、母鸡肉

【适用量】每天食用80克左右为宜。

【热量】699.0千焦/100克。

【性味归经】性平、温，味甘。归脾、胃经。

◎食疗功效

鸡肉具有温中益气、补精添髓、益五脏、补虚损、健脾胃、强筋骨的功效。孕妈妈多喝鸡汤可提高自身免疫力，流感患者多喝鸡汤有助于缓解感冒引起的鼻塞、咳嗽等症状。鸡皮中含有大量胶原蛋白，能补充人体所缺少的水分和保持皮肤弹性，延缓皮肤衰老。

◎选购保存

新鲜的鸡肉肉质紧密，颜色呈干净的粉红色且有光泽，鸡皮呈米色，并有光泽和张力，毛囊突出。鸡肉易变质，购买后要马上放进冰箱。如一时吃不完，最好将剩下的鸡肉煮熟保存。

◎搭配宜忌

鸡肉+柠檬 鸡肉+板栗		可增强食欲 增强造血功能
鸡肉+鲤鱼 鸡肉+芹菜		会引起中毒 易伤元气

营养成分表

营养素	含量（每100克）
蛋白质	19.30克
脂肪	9.40克
糖类	1.30克
维生素A	48微克
维生素B$_1$	0.05毫克
维生素B$_2$	0.09毫克
维生素E	0.67毫克
钙	9毫克
磷	156毫克
镁	19毫克
铁	1.4毫克
锌	1.09毫克
硒	11.75微克

温馨提示

公鸡肉温补作用较强，较适合阳虚气弱患者食用；母鸡肉较适合产妇、年老体弱及久病体虚者食用。注过水的鸡，翅膀下一般有红针点或乌黑色，其皮层有打滑现象，用手轻轻拍一下，会发出"噗噗"的声音。

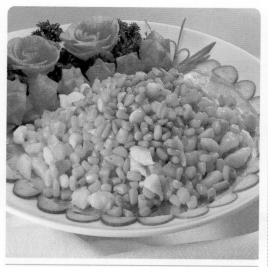

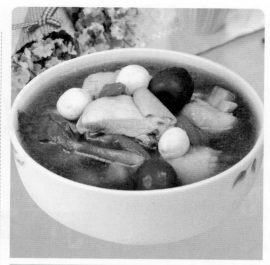

孕中期案例 1 松仁鸡肉炒玉米

|原料| 玉米粒200克，松仁、黄瓜、胡萝卜各50克，鸡肉150克

|调料| 盐3克，鸡精2克，水淀粉、食用油各适量

|做法| ①玉米粒、松仁均清洗干净备用；鸡肉清洗干净，切丁；黄瓜清洗干净，一半切丁，一半切片；胡萝卜清洗干净，切丁。②锅下油烧热，放入鸡肉、松仁略炒，再放入玉米粒、黄瓜丁、胡萝卜翻炒片刻，加盐、鸡精调味，待熟用水淀粉勾芡，装盘，将切好的黄瓜片摆在四周即可。

|专家点评| 这道菜蛋白质含量相对较高，孕妈妈吃了容易消化且还很容易被人体吸收利用，常食有增强体力、强壮身体的作用，能满足身体对各种营养的需求。

黄瓜尾部含有苦味素，苦味素有抗癌的作用，所以不要把黄瓜尾部全部丢掉。

孕中期案例 2 鸡块多味煲

|原料| 肉鸡350克，枸杞子10克，红枣5颗，水发莲子8颗

|调料| 盐6克，葱段、姜片、色拉油各适量

|做法| ①将肉鸡清洗干净，斩块焯水；枸杞子、红枣、水发莲子清洗干净备用。②净锅上火倒入色拉油，下葱、姜炝香，下入鸡块煸炒，倒入水，调入盐烧沸，下入枸杞子、红枣、水发莲子煲至熟即可。

|专家点评| 将鸡肉与枸杞子、红枣、莲子一同煲汤，汤中含有的蛋白质、脂肪、铁和多种维生素，可以提高孕妈妈的免疫力，以及预防缺铁性贫血。鸡肉蛋白质的含量较高，种类多，很容易被人体吸收利用。

烹饪常识

鸡屁股是淋巴腺体集中的地方，含有多种病毒、致癌物质，不可食用。煲汤的时间可以长一些，汤的味道会更佳。

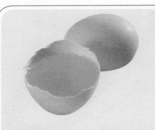

鸡蛋

JI DAN

【肉禽蛋类】

[别 名] 鸡卵、鸡子

【适用量】每天食用一个（约60克）为宜。

【热量】602.8千焦/100克。

【性味归经】性平，味甘。归心、肾经。

【主打营养素】

蛋白质、卵磷脂、维生素A

◎鸡蛋中富含蛋白质和卵磷脂，可提高机体抵抗力，保证胎儿大脑和视网膜的正常发育。同时，鸡蛋中所含的维生素A能保证胎儿皮肤、胃肠道和肺部的健康。

◎食疗功效

鸡蛋清性微寒而气清，能益精补气、润肺利咽、清热解毒，还具有护肤美肤的作用，有助于延缓衰老；蛋黄性温而气浑，能滋阴润燥、养血熄风。体质虚弱、营养不良、贫血、孕妇、产妇、病后等都可以食用鸡蛋。

◎选购保存

优质鲜蛋，蛋壳清洁、完整、无光泽，壳上有一层白霜，色泽鲜明。可用拇指、食指和中指捏住鸡蛋摇晃，好的蛋没有声音。在20℃左右时，鸡蛋大概能放一周，如果放在冰箱里保存，最多保鲜半个月。

营养成分表

营养素	含量（每100克）
蛋白质	13.30克
脂肪	8.80克
糖类	2.80克
维生素A	234微克
维生素B$_1$	0.11毫克
维生素B$_2$	0.27毫克
维生素E	1.84毫克
钙	56毫克
磷	130毫克
镁	10毫克
铁	2毫克
锌	1.10毫克
硒	14.34微克

温馨提示

鸡蛋含大量蛋白质、DHA、卵磷脂、卵黄素等营养素，能给孕妈妈补充营养，对胎儿大脑发育很有好处。有些孕妈妈为了加强营养，一天吃四五个鸡蛋，这对身体并无好处，医学研究发现，过多摄入蛋白质会增加肾脏的负担。

◎搭配宜忌

鸡蛋+西红柿 鸡蛋+豆腐		预防心血管疾病 有利于钙的吸收
鸡蛋+豆浆 鸡蛋+红薯		降低营养 导致腹痛

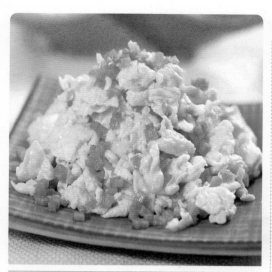

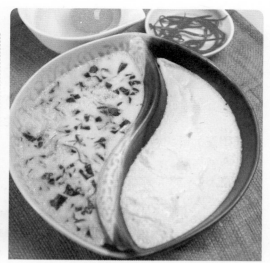

孕中期 案例 1 胡萝卜炒蛋

| 原料 | 鸡蛋2个，胡萝卜100克

| 调料 | 盐5克，香油20克

| 做法 | ①胡萝卜清洗干净，削皮切细末；鸡蛋磕入碗中，搅打均匀备用。②香油入锅烧热，放入胡萝卜末炒约1分钟。③加入蛋液，炒至半凝固时转小火炒熟，加盐调味即可。

| 专家点评 | 这道菜不但鲜香适口，而且营养丰富，非常适合孕妈妈食用。胡萝卜搭配鸡蛋，可使胡萝卜中的胡萝卜素更容易被人体吸收，也增加了菜肴中优质蛋白、多种脂肪酸、胆固醇的含量，增加了对人的滋补性，尤其满足了怀孕期女性对蛋白质、脂肪、卵磷脂、胆固醇以及多种维生素的需要。

烹饪常识

　　炒鸡蛋的油不需要太热，看到油里有小气泡，手放在锅面上有热度就行。油太热，鸡蛋的口感会稍微有点老。

孕中期 案例 2 双色蒸水蛋

| 原料 | 鸡蛋2个，菠菜适量

| 调料 | 盐3克

| 做法 | ①将菠菜清洗干净后切碎。②取碗，用盐将菠菜腌渍片刻，用力揉透至出水，再将菠菜叶中的汁水挤干净。③鸡蛋打入碗中拌匀，加盐，再分别倒入鸳鸯锅的两边，在锅一侧放入菠菜叶，入锅蒸熟即可。

| 专家点评 | 这道水蒸蛋咸软细滑，十分可口。鸡蛋中含有丰富的蛋白质、脂肪、维生素和铁、钙、钾等人体所需要的矿物质，蛋白质为优质蛋白，对肝脏组织损伤有修复作用；还富含DHA和卵磷脂、卵黄素，对胎儿神经系统和身体发育有利，能健脑益智、改善记忆力，并能促进肝细胞再生。

烹饪常识

　　蒸蛋的时间不要太长，这样鸡蛋吃起来才会滑嫩，时间以8～10分钟为佳。

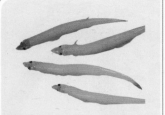

银鱼
YIN YU
【水产类】

[别 名] 银条鱼、大银鱼

【适用量】每次40克左右为宜。
【热量】439.5千焦/100克。
【性味归经】性平，味甘。归脾、胃经。

【主打营养素】

蛋白质、钙

◎银鱼含有丰富的蛋白质和钙，是孕妈妈的滋补佳品，有强身健体、提高免疫力的作用。其中所含的钙还可以促进胎儿骨骼和牙齿的发育。所以，银鱼非常适合孕妈妈食用。

◎食疗功效

银鱼无论干、鲜品，都具有益脾、润肺、补肾的功效，是孕妇的上等滋补品。银鱼还是结肠癌患者的首选辅助治疗食品。银鱼属于一种高蛋白低脂肪食品，高脂血症患者食之亦佳。还可辅助治脾胃虚弱、肺虚咳嗽、虚劳诸疾。

◎选购保存

新鲜银鱼以洁白如银、透明、体长2.5～4厘米为宜，手从水中操起银鱼后将鱼放在手指上，鱼体软且下垂，略显挺拔，鱼体无黏液的为佳。银鱼不适合放在冰箱长时间保存，最好用清水盛放。

营养成分表

营养素	含量（每100克）
蛋白质	17.20克
脂肪	4克
维生素A	0微克
维生素B$_1$	0.03克
维生素B$_2$	0.05毫克
维生素E	1.86毫克
烟酸	0.20毫克
钙	46毫克
镁	25毫克
铁	0.09毫克
锌	0.16毫克
硒	9.54微克
铜	0毫克

◎搭配宜忌

银鱼+蕨菜	减肥、降压、补虚、健胃
银鱼+冬瓜 ✓	可清热利尿
银鱼+木耳	能保护血管、益胃润肠
银鱼+甘草 ✗	对身体不利

温馨提示

银鱼身圆如筋，洁白如银，体柔无鳞。银鱼可食率为100%，为营养学家所确认的长寿食品之一，被誉为"鱼参"。它出水即死，如果不立刻加工暴晒，很快就会化成乳汁一样的水浆，因此除了新鲜银鱼，最常见的就是银鱼干。

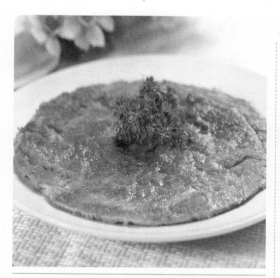

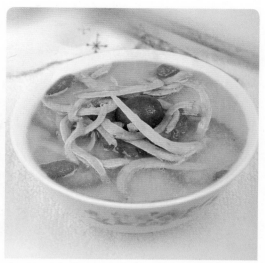

孕中期 案例 1 银鱼煎蛋

| 原料 | 银鱼150克，鸡蛋4个

| 调料 | 盐3克，陈醋、味精、食用油各少许

| 做法 | ①将银鱼用清水漂洗干净，沥干水分备用。②取碗将鸡蛋打散，放入备好的银鱼，调入盐、味精，用筷子搅拌均匀。③锅置火上，放入少许油烧至五成热，放银鱼鸡蛋煎至两面金黄，烹入陈醋即可。

| 专家点评 | 这道煎蛋中间白，软润香鲜，孕妈妈食用能补脾润肺。银鱼含有丰富的蛋白质、脂肪、糖类、多种维生素和矿物质等，堪称河鲜之首，善补脾胃，且可宣肺、利水。鸡蛋富含蛋白质、脂肪、维生素和铁、钙、钾等人体所需的矿物质，有助于补血益气、增强免疫力。

烹饪常识

把银鱼倒进水中，用手轻轻搅拌让脏东西沉淀，接着用滤网捞起，照这个方法冲洗三四次，较易清洗干净。

孕中期 案例 2 银鱼枸杞苦瓜汤

| 原料 | 银鱼150克，苦瓜125克，枸杞子10克，红枣5颗

| 调料 | 高汤适量，盐少许，葱末、姜末各3克

| 做法 | ①将银鱼清洗干净；苦瓜清洗干净，去子切圈；枸杞子、红枣清洗干净备用。②汤锅上火倒入高汤，调入盐、葱末、姜末，下入银鱼、苦瓜、枸杞子、红枣，煲至熟即可。

| 专家点评 | 孕妈妈食用这道菜既能补充优质蛋白、增强体力，又能补钙，确实称得上是理想的营养食品。银鱼不仅是钙的好来源，还是蛋白质的良好来源，它含的是完全蛋白质，其组织结构松软，容易被人体消化吸收，消化吸收率可达90%以上。

烹饪常识

如果银鱼的颜色太白，须提防掺有萤光剂或漂白剂。若选用干银鱼，要剪去头和尾。

荔枝

不宜吃荔枝的原因

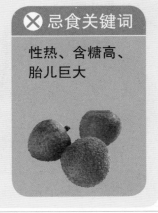

荔枝含有丰富的糖分、蛋白质、多种维生素、脂肪、柠檬酸、果胶以及磷、铁等，是有益人体健康的水果。但是，从中医的角度来说，怀孕之后，体质偏热，阴血往往不足。荔枝和桂圆一样也是热性水果，过量食用容易产生便秘、口舌生疮等上火症状。而且荔枝含糖量较高。孕妈妈大量食用会引起高血糖。如果血糖浓度过高，会导致糖代谢紊乱，从而使糖从肾脏中排出而出现糖尿。容易导致胎儿巨大，容易并发难产、滞产、死产、产后出血及感染等。因此，孕妈妈应慎食荔枝。

羊肉

不宜吃羊肉的原因

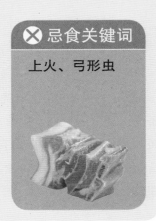

羊肉是助元阳、补精血、疗肺虚、益劳损的佳品，是一种优良的温补强壮剂，不过女性怀孕后阴血偏虚，阳气相对偏盛的阳有余而阴不足，气有余而血不足状态。多食用羊肉，极易上火。

另外，也不要吃涮羊肉和羊肉串，因为这两种做法不能让羊肉完全熟透，没熟的羊肉有寄生虫尤其是弓形虫，可通过胎盘感染到胎儿，不利于胎儿的健康发育。因此，孕妈妈不宜吃羊肉，但这与大家说的孕妇吃羊肉宝宝容易得羊痫风（癫痫的通称）是没有关系的。

田鸡

不宜吃田鸡的原因

吃田鸡不仅是不利于生态平衡的行为，还会对孕妈妈的健康造成危害。有人剖检267只虎斑蛙，发现160只蛙的肌肉中就有383条裂头绦虫的蚴虫。裂头绦虫的蚴虫进入人体组织后，能引起局部组织发炎、溶解、坏死，形成脓肿和肉芽肿等。孕妈妈感染蚴虫，还能穿过胎盘侵害胎儿，造成胎儿畸形。

农田长期施用各种农药，随着耐药性的提高，不少昆虫未被杀灭，田鸡捕食了这些昆虫后，体内积聚有大量残留的农药。所以孕妈妈大量吃田鸡肉，危害较大。

火锅

▌▌ **不宜吃火锅的原因**

⊗ **忌食关键词**

弓形虫、
畸形胎儿

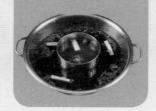

　　孕妈妈应慎食火锅，因为火锅原料多为猪肉、牛肉、羊肉、狗肉，这些肉片中含有弓形虫的幼虫。这些弓形虫幼虫的虫体极小，寄生在细胞中。人们吃火锅时，习惯把鲜嫩的肉片放在煮开的火锅中一烫即食，这种短暂的加热一般不能杀死幼虫，进食后幼虫在肠道中穿过肠壁随血液扩散至全身。孕妈妈受感染时多无明显不适，但幼虫可通过胎盘感染到胎儿，严重的使胎儿发生小头、大头（脑积水）、无脑儿等畸形。

糖 精

▌▌ **不宜吃糖精的原因**

⊗ **忌食关键词**

糖精钠、刺激肠
道黏膜

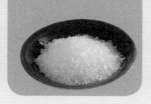

　　糖精和糖是截然不同的两种物质。糖是从甘蔗和甜菜中提取的。糖精是从煤焦油里提炼出来的，其成分主要是糖精钠，没有营养价值。纯净的糖精对人体无害，但孕妈妈不应长时间过多地食用糖精，或大量饮用含糖精的饮料及其制品，或是每天在饮料中加入糖精。

　　糖精对胃肠道黏膜有刺激作用，并影响某些消化酶的功能，出现消化功能减退，发生消化不良，造成营养吸收功能障碍。由于糖精是经肾脏从小便排出，所以会加重肾功能负担。因此，孕妈妈应慎食糖精。

蜂王浆

▌▌ **不宜吃蜂王浆的原因**

⊗ **忌食关键词**

雌二醇、睾酮、
孕酮、子宫收缩

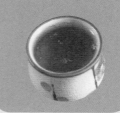

　　峰王浆是工蜂烟腺或咽后腺分泌出的一种白色或淡黄色的略带甜味并有些酸涩的黏稠状液体，是专供蜂王享用的食物。蜂王靠食蜂王浆而拥有旺盛的生命力。蜂王浆富含70多种营养成分，具有滋补强壮、补益气血、健脾益血、保肚抗癌等功效。但是，孕妈妈不宜过量饮用蜂王浆，因为蜂王浆含有激素，分别是雌二醇、睾酮和孕酮。这些激素会刺激子宫，引起子宫收缩，干扰胎儿正常发育。而且蜂王浆中的激素还会影响胎儿生殖系统的发育。

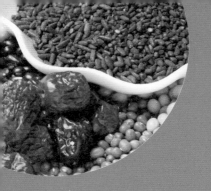

第五章
孕晚期饮食宜忌

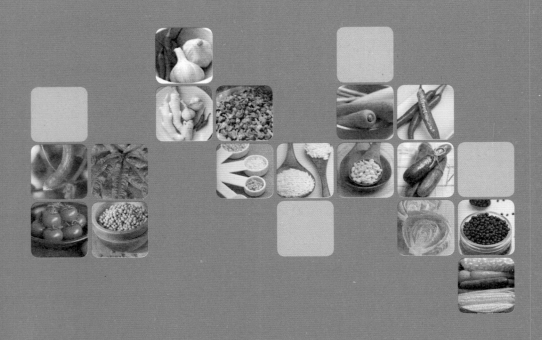

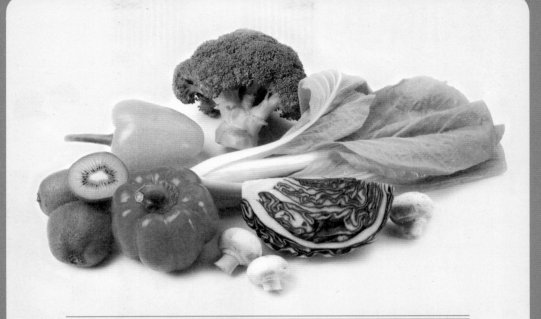

　　孕晚期（即女性怀孕的第8个月到第10个月）是胎儿加足马力，快速成长的阶段，此时期的胎儿生长迅速，体重增加较快，对能量的需求也达到高峰。在这期间的孕妈妈会出现下肢水肿的现象，有些孕妈妈在临近分娩时心情忧虑紧张，食欲不佳。为了迎接分娩和哺乳，孕晚期孕妈妈的饮食有哪些注意事项呢？请参看本章内容。

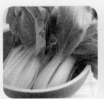 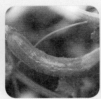 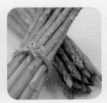 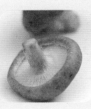

孕晚期 饮食须知

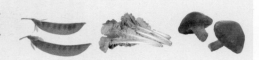

◎孕晚期营养的贮存对孕妈妈来说显得尤为重要。健康、合理的饮食，是胎儿健康出生的必要前提。那么，孕晚期饮食应注意什么呢？

1 摄入充足的维生素

孕妈妈在孕晚期需要充足的水溶性维生素，尤其是维生素B_1。如果缺乏，则容易引起呕吐、倦怠，并在分娩时子宫收缩乏力，导致产程延缓。

2 添加零食和夜餐

孕晚期除正餐外，孕妈妈还要添加零食和夜餐，如：牛奶、饼干、核桃仁、水果等食品，夜餐应选择容易消化的食品。

3 孕晚期孕妈妈宜多吃鱼

随着妊娠时间越来越长，胎儿也即将分娩，抓紧时间做最后的冲刺，为宝宝多补充一点营养是每个家庭的愿望。

专家介绍，鱼体内含有丰富的欧米加-3脂肪酸，这是一种对胎儿脑部发育非常有利的成分，如果孕妈妈可以在孕后期多食用鱼类，尤其是深海鱼类，就可以增加欧米加-3脂肪酸的摄入，促进胎儿脑部的发育，使生出来的宝宝更加聪明健康。

英国的一项调查已经证实孕后期吃鱼对于宝宝的大脑发育有着很好的帮助，此外还可以避免新生儿体重不足。英国研究

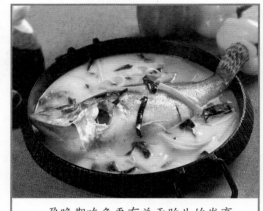

孕晚期吃鱼更有益于胎儿的发育。

人员是对英国西南部的1.15万名"孕妈妈"进行了追踪调查后得出以上结论的。他们从孕妈妈怀孕32个星期开始详细纪录她们吃鱼的食用量，结果发现吃鱼越多的孕妈妈，相对于孕期吃鱼少或没吃鱼的孕妈妈，她们的新生儿体重不足的比率更低。

通过专家的介绍，我们知道孕晚期吃鱼更有益于胎儿的发育，所以，为了胎儿的健康，所有的孕妈妈都应该调整饮食结构，将鱼类搬上您家的餐桌。

4 忌食过咸、过甜或油腻的食物

过咸的食物可引起或加重水肿；过甜或过于油腻的食物可致肥胖。孕妇食用

的菜和汤中一定要少加盐，并且注意限制摄入含盐分较多的食品。

5 忌食刺激性食物

刺激性的食物包括浓茶、咖啡、酒及辛辣调味品等。这些刺激性食物是整个孕期都不宜食用的食物，特别是在怀孕7个月以后。这些刺激性食物易导致大便干燥，会出现或加重痔疮。

6 临产时应吃高能量易消化食物

临产相当于一次重体力劳动，产妇必须有足够的能量供给，才能有良好的子宫收缩力，宫颈口开全才有体力把孩子排出。不好好进食、饮水就会造成脱水引起全身循环血容量不足，当然供给胎盘的血量也会减少，引起胎儿在宫内缺氧。

因此临产时产妇应进食高能量易消化的食物，如牛奶、巧克力糖及自己喜欢的饭菜。如果实在因宫缩太紧，很不舒服不能进食时，也可通过输入葡萄糖、维生素来补充能量。初产妇从有规律性宫缩开始到宫口开全，大约需要12小时。如果您是初产妇，无高危妊娠因素，准备自然分娩，可准备易消化吸收、少渣、可口、味鲜的食物，如面条鸡蛋汤、面条排骨汤、牛奶、酸奶、巧克力等食物，让产妇吃饱吃好，为分娩准备足够的能量。否则吃不好睡不好，紧张焦虑，容易导致产妇疲劳，将可能引起宫缩乏力、难产、产后出血等危险情况。

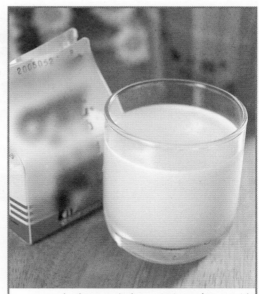

临产前可以准备一些类似牛奶这样易消化吸收、少渣、可口的食物。

7 孕晚期孕妈妈宜少食多餐

孕晚期胎儿的生长发育速度最快，细胞体积迅速增大，大脑增长到达高峰，同时，也是胎儿体内需储存大量营养的时期。这时，孕妈妈的营养摄取非常重要，不然对胎儿的头脑发育影响很大。

然而此时增大的子宫向上顶着胃和膈肌，使孕妈妈胃肠部受到压迫，胃的容量也因此受到限制，按照孕前平时的食量也会使胃部过于饱胀，尤其是在进食后。这就需孕妈妈在饮食方式上做出相应的调整，可采用少食多餐的进食方式。

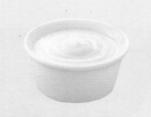

酸奶
SUAN NAI
【其他类】

[别 名] 酸牛奶

【适用量】每日150毫升左右为宜。

【热量】301.4千焦/100克。

【性味归经】性平，味酸、甘。归胃、大肠经。

【主打营养素】

乳酸菌、维生素、叶酸、钙

◎酸奶含有丰富的乳酸菌，能促进体内消化酶的分泌和肠道蠕动，清除肠道垃圾、抑制腐败菌的繁殖。此外，酸奶还提供了可维持母胎健康的维生素、叶酸、钙等营养物质。

◎食疗功效

酸奶具有生津止渴、补虚开胃、润肠通便、降血脂、抗癌等功效，能调节孕妇体内微生物的平衡；经常喝酸奶可以防治癌症和贫血，并可以改善牛皮癣和缓解儿童营养不良；老年人喝酸奶可以矫正由于偏食引起的营养缺乏。

◎选购保存

优质酸奶，应呈乳白色或稍带淡黄色，色泽均匀，凝块结实，均匀细腻，无气泡，有发酵后的乳香和清香纯净的乳酸味，无异味。酸奶需在2～4℃冷藏，随着保存时间的延长，酸奶的酸度会不断提高而使酸奶变得更酸。

营养成分表

营养素	含量（每100克）
蛋白质	2.50克
脂肪	2.70克
糖类	9.30克
维生素A	26微克
维生素B$_1$	0.03微克
维生素B$_2$	0.15毫克
维生素C	1毫克
维生素E	0.12毫克
钙	118毫克
镁	12毫克
铁	0.40毫克
锌	0.53毫克
硒	1.71微克

◎搭配宜忌

酸奶+猕猴桃		促进肠道健康
酸奶+苹果	✔	开胃消食
酸奶+香肠		易引发癌症
酸奶+菠菜	✘	易破坏酸奶的钙质

温馨提示

酸奶pH值较低，孕妈妈在孕早期反应较大，而且反酸，说明胃酸多，这时不宜喝酸奶。不过在饭后，当胃里有一些食物后，是可以适量饮用的。此外，产妇在产后需补充钙，而酸奶中的钙由于乳酸的作用而提高了吸收率，极易被人体吸收。

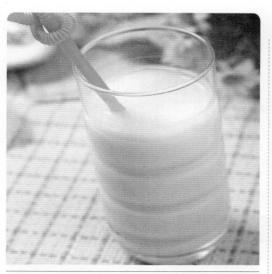

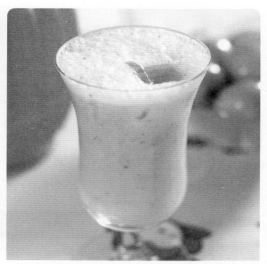

孕晚期 案例 1　甜瓜酸奶汁

|原料| 甜瓜100克，酸奶1瓶

|调料| 蜂蜜适量

|做法| ①将甜瓜清洗干净，去掉皮，切块，放入榨汁机中榨成汁。②将果汁倒入搅拌机中，加入酸奶、蜂蜜，搅打均匀即可。

|专家点评| 这款饮品奶香十足，酸甜可口。在怀孕期间，酸奶除提供必要的能量外，还提供维生素、叶酸和磷酸。酸奶能抑制肠道腐败菌的生长，还含有可抑制体内合成胆固醇还原酶的活性物质，又能刺激机体免疫系统，调动机体的积极因素，有效地抗御癌症。孕妈妈食用酸奶，可以增加营养，降低胆固醇。甜瓜营养丰富，可补充人体所需的能量及营养素，其中富含的糖类及柠檬酸等营养成分，可消暑清热、生津解渴、除烦。

选择甜瓜时要注意闻瓜的头部，有香味的瓜一般比较甜。此饮品加入青苹果，味道会更好。

孕晚期 案例 2　红豆香蕉酸奶

|原料| 红豆2大匙，香蕉1根，酸奶200毫升

|调料| 蜂蜜少许

|做法| ①将红豆清洗干净，入锅煮熟备用；香蕉去皮，切成小段。②将红豆、香蕉块放入搅拌机中，再倒入酸奶和蜂蜜，搅打成汁即可。

|专家点评| 这道饮品含有丰富的蛋白质、糖类、维生素C、维生素A等多种营养，对胎儿的身体和大脑发育都很有益处。酸奶含有丰富的钙和蛋白质等，可以促进孕妈妈的食欲，提高人体对钙的吸收，有助于胎儿的骨骼发育。香蕉含有蛋白质、糖类、脂肪、果胶、钙、磷、维生素A、维生素C、维生素E和纤维素等，有促进肠胃蠕动、防治便秘的作用。红豆富含维生素B_1、维生素B_2、蛋白质及多种矿物质，具有一定的补血功能。

烹饪常识

红豆以豆粒完整、颜色深红、大小均匀、紧实皮薄者为佳。此饮品加入梨子，味道会更好。

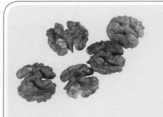

核桃
HE TAO
【干果类】

[别 名] 胡桃仁、核仁、胡桃肉

【适用量】每日3颗为宜。

【热量】2624.5千焦/100克（干核桃）。

【性味归经】性温、味甘。归肾、肺、大肠经。

【主打营养素】
蛋白质、不饱和脂肪酸、糖类、维生素E

◎核桃中富含蛋白质和不饱和脂肪酸，能滋养脑细胞，增强脑功能；含有的糖类能为孕妈妈提供所需的热量；含有的维生素E为生育酚，可预防早产。

◎食疗功效

核桃仁具有滋补肝肾、强健筋骨之功效，孕妇食用有助胎儿的发育。核桃油中油酸、亚油酸等不饱和脂肪酸含量高于橄榄油，饱和脂肪酸含量极微，是预防动脉硬化、冠心病的优质食用油。核桃能润肌肤、乌须发，并有润肺强肾、降低血脂的功效，长期食用还对癌症具有一定的预防效果。

◎选购保存

应选个大、外形圆整、干燥、壳薄、色泽白净、表面光洁、壳纹浅而少的核桃。带壳核桃风干后较易保存，核桃仁要用有盖的容器密封装好，放在阴凉、干燥处存放，避免潮湿。

营养成分表

营养素	含量（每100克）
蛋白质	14.90克
脂肪	58.80克
糖类	19.10克
膳食纤维	9.50克
维生素A	5微克
维生素B$_1$	0.15毫克
维生素B$_2$	0.14毫克
维生素C	1毫克
维生素E	43.21毫克
钙	56毫克
铁	2.70毫克
锌	2.17毫克
硒	4.67微克

◎搭配宜忌

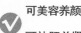

核桃+红枣 核桃+黑芝麻	✔	可美容养颜 可补肝益肾、乌发润肤
核桃+黄豆 核桃+野鸡肉	✘	会引发腹痛、腹胀、消化不良 会导致血热

温馨提示

孕妈妈适当吃一些核桃，有利于胎儿脑部发育。但核桃火气大，含油脂多，吃多了会令人上火和恶心，正在上火、腹泻的孕妈妈不宜吃。有的孕妈妈喜欢将核桃仁表面的褐色薄皮剥掉，这样会损失一部分营养，所以不要剥掉这层薄皮。

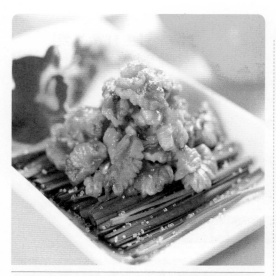

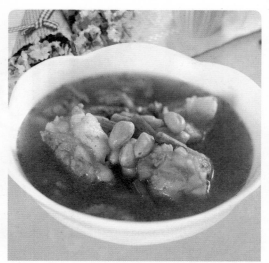

孕晚期案例 ① 核桃仁拌韭菜

|原料| 核桃仁300克，韭菜150克

|调料| 白糖10克，白醋3克，盐5克，食用油适量

|做法| ① 韭菜清洗干净，焯熟，切段。② 锅内放入油，待油烧至五成热，下入核桃仁炸成浅黄色捞出。③ 在一只碗中放入韭菜、白糖、白醋、盐拌匀，和核桃仁一起装盘即成。

|专家点评| 这道菜有润肠通便、健脑强身之功效。核桃仁中含有丰富的磷脂和不饱和脂肪酸，经常让孕妈妈食用，可以让孕妈妈获得足够的亚麻酸和亚油酸。这些脂肪酸不仅可以补充孕妈妈身体所需的营养，还能促进胎儿的大脑发育，提高大脑活动的功能。核桃仁中还含有大量的维生素，对松弛孕妈妈脑神经的紧张状态，消除大脑疲劳也有着重要的作用。

 烹饪常识

　　韭菜用淘米水先浸泡15分钟，然后再用清水冲净，这样不仅能有效减少韭菜上的农药残留，还可以节约用水。

孕晚期案例 ② 花生核桃猪骨汤

|原料| 花生50克，核桃仁20克，猪骨500克

|调料| 盐5克，鸡精3克

|做法| ① 猪骨洗净，斩件；核桃仁、花生泡发。② 锅中水烧沸，入猪骨氽透后捞出，冲洗干净。③ 煲中加水烧开，下入猪骨、核桃仁、花生，煲1小时，调入盐、鸡精即可。

|专家点评| 这道汤对胎儿的大脑发育以及孕妈妈的身体很有好处。核桃仁中含有人体不可缺少的微量元素锌、锰、铬等，对人体极为有益。另外，核桃中的营养成分还具有增强细胞活力、促进造血、增强免疫力等功效。花生所含的谷氨酸和天冬酸可促进脑细胞发育，同时，花生的红衣，可补气补血。猪骨含有大量骨钙、磷酸钙、骨胶原、骨黏蛋白等，是补钙的好食材。

烹饪常识

　　猪骨烹调前莫用热水清洗，因猪肉中含有一种肌溶蛋白的物质，若用热水浸泡就会散失很多营养，同时口味也欠佳。

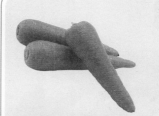

胡萝卜
HU LUO BO
【蔬菜类】

[别 名] 红萝卜、丁香萝卜

【适用量】每次50~100克。
【热量】154.9千焦/100克。
【性味归经】性 平， 味甘、涩。归心、肺、脾、胃经。

【主打营养素】

维生素A、膳食纤维

◎胡萝卜中含有丰富的维生素A，是机体生长的要素，有助于细胞增殖与生长。胡萝卜中还富含膳食纤维，能促进肠道蠕动，可缓解孕晚期孕妈妈便秘带来的痛苦。

◎食疗功效

胡萝卜具有健脾和胃、补肝明目、清热解毒、降低血压、透疹、降气止咳等功效，孕妇食用有益身体健康，同时对于肠胃不适、便秘、夜盲症、性功能低下、麻疹、百日咳、小儿营养不良、高血压等症有食疗作用。胡萝卜还含有降糖物质，是糖尿病人的良好食品。

◎选购保存

要选根粗大、心细小、质地脆嫩、外形完整的胡萝卜。另外，表面光泽、感觉沉重的胡萝卜为佳。宜将胡萝卜加热，放凉后用容器保存，冷藏可保鲜5天，冷冻可保鲜2个月左右。

营养成分表

营养素	含量（每100克）
蛋白质	1.40克
脂肪	0.20克
糖类	10.20克
膳食纤维	1.30克
维生素A	668微克
维生素B$_1$	0.04毫克
维生素B$_2$	0.04毫克
维生素C	16毫克
维生素E	未测定
钙	32毫克
铁	0.50毫克
锌	0.14毫克
硒	2.80微克

◎搭配宜忌

胡萝卜+香菜		可开胃消食
胡萝卜+绿豆芽		可排毒瘦身
胡萝卜+白萝卜		会降低营养价值
胡萝卜+柠檬		会破坏维生素C

温馨提示

胡萝卜营养丰富，素有"小人参"之称。长期处于空调环境和城市污染的外部环境中，会直接影响呼吸道黏膜的防御功能，导致身体抵抗力下降。孕妇和产妇都应当多吃胡萝卜，增加维生素A的摄入量，提高自身免疫力。

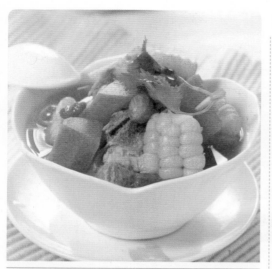

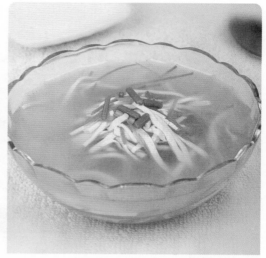

孕晚期案例 1 胡萝卜玉米排骨汤

|原料| 玉米250克，胡萝卜100克，排骨100克

|调料| 盐5克，花生50克，枸杞15克

|做法| ①将玉米清洗干净，切段；胡萝卜清洗干净，切块；排骨清洗干净切块；花生、枸杞清洗干净备用。②排骨放入碗中，撒上盐，腌渍片刻。③烧沸半锅水，将玉米、胡萝卜焯水；排骨汆水，捞出沥干水。④砂锅放适量水，烧沸腾后倒入全部原材料，煮沸后转慢火煲2小时，加盐调味即可。

|专家点评| 这道汤中富含的维生素A是骨骼正常生长发育的必需物质，有助于细胞增殖与生长，是机体生长的要素，对促进胎儿的生长发育具有重要的意义。其中玉米中含的磷，能促进人体生长发育和维持生理功能的需要，对胎儿骨骼的发育也很有好处。排骨中含有的优质蛋白质、钙、铁等营养成分，有助于孕妈妈补血补钙。

> **烹饪常识**
>
> 胡萝卜不宜切好后再清洗，且切好的胡萝卜也不能久泡于水中。

孕晚期案例 2 胡萝卜豆腐汤

|原料| 胡萝卜100克，豆腐75克

|调料| 清汤适量，盐5克，香油3毫升

|做法| ①将胡萝卜去皮清洗干净，切丝；豆腐清洗干净，切丝备用。②净锅上火倒入清汤，下入胡萝卜、豆腐烧开，调入盐煲至熟，淋入香油即可。

|专家点评| 这道菜黄白相间，不仅能调动孕妈妈的胃口，还能促进钙的吸收。胡萝卜中的胡萝卜素可转变成维生素A，有助于增强机体的免疫力，促进细胞增殖与生长，对促进胎儿的生长发育具有重要意义。胡萝卜中的木质素能提高机体免疫力，间接消灭癌细胞。豆腐是补钙高手且蛋白质含量丰富，而且豆腐蛋白属完全蛋白，不仅含有人体必需的八种氨基酸，而且比例也接近人体需要，营养价值较高。

> **烹饪常识**
>
> 烹调胡萝卜时，不宜加醋，否则会造成胡萝卜素流失。

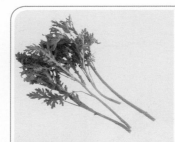

茼蒿

TONG HAO

【蔬菜类】

[别 名] 蓬蒿、菊花菜、艾菜

【适用量】每次40~60克。
【热量】87.9千焦/100克。
【性味归经】性温，味甘、涩。归肝、肾经。

◎食疗功效

茼蒿具有平肝补肾、缩小便、宽中理气的作用，对心悸、怔忡、失眠多梦、心烦不安、痰多咳嗽、腹泻、胃脘胀痛、夜尿频多、腹痛寒疝等症有食疗作用。另外茼蒿中富含铁、钙等营养元素，可以帮助身体制造新血液，增强骨骼的坚韧性，这对孕妇预防贫血和腿抽筋有好处。

◎选购保存

茼蒿颜色以水嫩、深绿色为佳；不宜选择叶子发黄、叶尖开始枯萎乃至发黑收缩的茼蒿，茎或切口变成褐色也表明放的时间太久了。保存时宜放入冰箱冷藏。

营养成分表

营养素	含量（每100克）
蛋白质	1.90克
脂肪	0.30克
糖类	3.90克
膳食纤维	1.20克
维生素A	252微克
维生素B₁	0.04毫克
维生素B₂	0.09毫克
维生素C	18毫克
维生素E	0.92毫克
钙	73毫克
铁	2.50毫克
锌	0.35毫克
硒	0.60微克

◎搭配宜忌

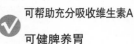

茼蒿+鸡蛋	✔	可帮助充分吸收维生素A
茼蒿+粳米		可健脾养胃
茼蒿+醋		会降低营养价值
茼蒿+胡萝卜		会破坏维生素C

温馨提示

由于茼蒿的花很像野菊，所以又名菊花菜。茼蒿的茎和叶可以同食，有蒿之清气、菊之甘香。茼蒿中含有多种氨基酸、脂肪、蛋白质及较高量的钠、钾等矿物盐，能调节体内水液代谢，通利小便，消除水肿。

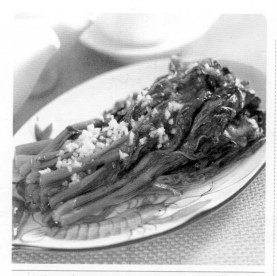

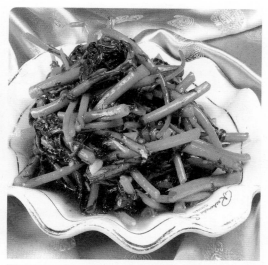

 蒜蓉茼蒿

（孕晚期 案例 **1**）

|原料| 茼蒿400克，大蒜20克

|调料| 盐3克，味精2克，食用油适量

|做法| ①大蒜去皮洗净，剁成细末；茼蒿去掉黄叶，清洗干净。②锅中加水，烧沸，将茼蒿稍微焯水，捞出。③锅中加油，炒香蒜蓉，下入茼蒿、盐、味精，翻炒均匀即可。

|专家点评| 这道菜清淡爽口，有开胃消食之功。茼蒿中含有特殊香味的挥发油，有助于宽中理气、消食开胃、增加食欲。其丰富的粗纤维有助肠道蠕动，促进排便，通腑利肠的作用。茼蒿含有丰富的维生素、胡萝卜素及多种氨基酸，并且气味芳香，可以养心安神、稳定情绪、降压补脑、防止记忆力减退。孕妇食用这道菜，不仅能补充身体所需的营养物质，还能调节体内水液代谢，通利小便，清除水肿。

烹饪常识

茼蒿入沸水中氽烫时，火不宜大。此外，茼蒿中的芳香精油遇热易挥发，这样会减弱茼蒿的健胃作用，所以烹饪时应用旺火快炒。

 素炒茼蒿

（孕晚期 案例 **2**）

|原料| 茼蒿500克

|调料| 蒜蓉10克，盐3克，鸡精1克

|做法| ①将茼蒿去掉黄叶后清洗干净，切段。②油锅烧热，放入蒜蓉爆香，倒入茼蒿快速翻炒至熟。③最后放入盐和鸡精调味，出锅装盘即可。

|专家点评| 茼蒿中含有丰富的维生素A和叶酸，对于孕妈妈来说非常重要，更是胎儿健康发育不可缺少的。茼蒿还含有一种挥发性的精油，以及胆碱等物质，具有降血压、补脑的作用。同时，茼蒿中富含的粗纤维有助肠道蠕动，促进排便，预防孕妈妈便秘。这道菜中含有多种氨基酸、脂肪、蛋白质、维生素、胡萝卜素、钾等营养成分，能清血养心、润肺化痰，调节体内水液代谢，消除孕期水肿。

烹饪常识

茼蒿最好先焯水，焯水后再炒可保持其翠绿的颜色。茼蒿炒制的时间不宜过长，以免影响口感，流失维生素。

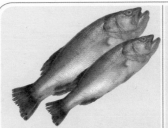

鲈鱼
LU YU

【水产类】

[别 名] 鲈花、鲈板、四腮鱼

【适用量】每次食用100克为宜。

【热量】439.5千焦/100克。

【性味归经】性平、淡，味甘。入肝、脾、肾三经。

【主打营养素】

蛋白质、钙、铁、锌

◎鲈鱼肉质细嫩，含有丰富的蛋白质、钙、铁、锌，易为人体吸收，对骨骼组织有益，是孕妈妈和胎儿补充钙、铁、锌的好食材，其中锌可以预防胎儿畸形，钙可以预防佝偻病。

◎食疗功效

鲈鱼具有健脾益肾、补气安胎、健身补血等功效，对慢性肠炎、慢性肾炎、习惯性流产、胎动不安、妊娠期水肿、产后乳汁缺乏、手术后伤口难愈合等有食疗作用。鲈鱼中丰富的蛋白质等营养成分，对儿童和中老年人的骨骼组织也有益。

◎选购保存

鲈鱼颜色以鱼身偏青色，鱼鳞有光泽、透亮的为好；翻开鳃呈鲜红者、表皮及鱼鳞无脱落的才是新鲜的鲈鱼。鱼眼要清澈透明不混浊，无损伤痕迹。如果一次吃不完，可以去除内脏、清洗干净、擦干水分，用保鲜膜包好，放入冰箱冷冻保存。

营养成分表

营养素	含量（每100克）
蛋白质	18.60克
脂肪	3.40克
维生素A	19微克
维生素B$_1$	0.03毫克
维生素B$_2$	0.17毫克
维生素E	0.75毫克
钙	138毫克
磷	242毫克
镁	37毫克
铁	2毫克
锌	2.83毫克
硒	33.06微克
铜	0.05毫克

◎搭配宜忌

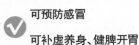

鲈鱼+南瓜 ✔ 可预防感冒
鲈鱼+姜 可补虚养身、健脾开胃

鲈鱼+奶酪 ✘ 会影响钙的吸收
鲈鱼+蛤蜊 会导致铜、铁的流失

温馨提示

鲈鱼没有腥味，肉为蒜瓣形，最宜清蒸、红烧或炖汤。鲈鱼适宜贫血头晕、妇女妊娠水肿、胎动不安以及少乳者食用。孕妈妈和产妇吃鲈鱼既补身又不会造成营养过剩而导致肥胖，是健身补血、健脾益气和安胎的佳品。

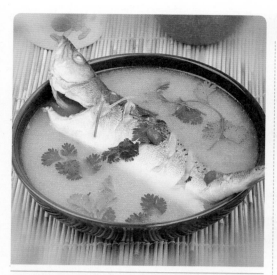
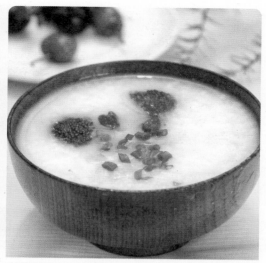

孕晚期 案例 1 五爪龙鲈鱼汤

|原料| 鲈鱼400克，五爪龙100克

|调料| 盐、胡椒粉、香菜段、食用油各适量

|做法| ①将鲈鱼处理干净备用；五爪龙清洗干净，切碎。②炒锅上火倒油烧热，下入鲈鱼、五爪龙煸炒2分钟，倒入水，煲至汤呈白色，调入盐、胡椒粉，撒入香菜即可。

|专家点评| 这道汤适用于头晕目眩、耳鸣、腰下酸或下肢水肿的孕妈妈。鲈鱼富含蛋白质、维生素A、B族维生素、钙、镁、锌、硒等营养元素，有补肝肾、益脾胃、化痰止咳之效，对肝肾不足的孕妈妈有很好的补益作用。鲈鱼还可防治胎动不安、少乳等症。孕妈妈食用这道汤既能补身，又不会造成营养过剩，是健身补血、健脾益气的佳品。

烹饪常识

鲈鱼的表皮有一层黏液非常滑，所以切起来不太容易，若在切鱼时，将手放在盐水中浸泡一会儿，切起来就不会打滑了。

孕晚期 案例 2 鲈鱼西蓝花粥

|原料| 大米80克，鲈鱼50克，西蓝花20克

|调料| 盐3克，味精2克，葱花、姜末、黄酒、枸杞、香油各适量

|做法| ①大米清洗干净；鲈鱼处理干净，切块，用黄酒腌渍；西蓝花清洗干净，掰成块。②锅置火上，注入清水，放入大米煮至五成熟。③放入鱼肉、西蓝花、姜末、枸杞煮至米粒开花，加盐、味精、香油调匀，撒上葱花即可。

|专家点评| 西蓝花富含蛋白质、脂肪、糖类、食物纤维、维生素以及矿物质，其中维生素C含量较高。鲈鱼是促进胎儿大脑及身体发育的首选食物之一，它是优质蛋白质、钙和锌的极佳来源，特别是含有大量的不饱和脂肪酸，对胎儿大脑和眼睛的正常发育尤为重要。

烹饪常识

鲈鱼肉质细，纤维短，极易破碎，切鱼时应将鱼皮朝下，刀口斜入，最好顺着鱼刺，切起来更干净利落。

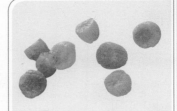

干贝
GAN BEI

【水产类】

[别 名] 江瑶柱、角带子、江珧柱

【适用量】每次30克左右为宜。

【热量】1105.1千焦/100克。

【性味归经】性平，味甘、咸。归脾经。

【主打营养素】
蛋白质、糖类、钙、铁、锌、钾
◎干贝富含蛋白质、糖类、钙、铁、锌多种营养素，有增强免疫力，强身健体，满足胎儿健康发育以及维持身体热量的需求。此外，干贝中含有的钾还有降低胆固醇的作用。

◎ 食疗功效

干贝具有滋阴、补肾、调中、下气、利五脏之功效，能辅助治疗头晕目眩、咽干口渴、虚劳咳血、脾胃虚弱等症，常食有助于降血压、降胆固醇、补益健身。适合脾胃虚弱、气直不足、营养不良、久病体虚、五脏亏损、脾肾阳虚、高脂血症、动脉硬化、冠心病、食欲不振、消化不良者及孕妇等人食用。

◎ 选购保存

品质好的干贝干燥，颗粒完整、大小均匀、色淡黄而略有光泽。将干贝置于透光干净的容器，拧紧盖子放置在阴凉通风干燥处即可，或者用保鲜袋装好，放在冰箱冷冻柜里。

◎ 搭配宜忌

干贝+瓠瓜	滋阴润燥、降压降脂
干贝+海带 ✓	清热滋阴、软坚散结、降糖降压
干贝+瘦肉	滋阴补肾
干贝+香肠 ✗	生成有害物质

营养成分表

营养素	含量（每100克）
蛋白质	55.60克
脂肪	2.40克
糖类	5.10克
维生素A	11微克
维生素B$_1$	微量
维生素B$_2$	0.21毫克
维生素E	1.53毫克
钙	77毫克
镁	106毫克
铁	5.60毫克
锌	5.05毫克
硒	76.35微克
铜	0.01毫克

温馨提示

干贝是与鲍鱼、海参媲美的优质食材。因其有补益健身之效，所以产妇也宜食用。但是，过量食用干贝会影响肠胃的运动消化功能，导致食物积滞，难以消化吸收。因此，不建议孕妈妈及产后准妈妈大量食用。

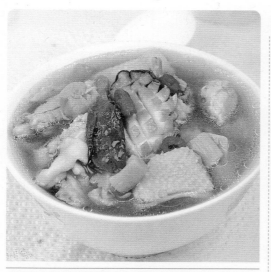

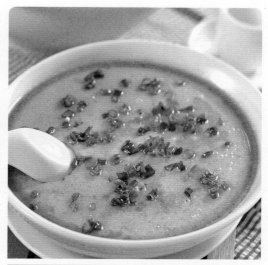

孕晚期 案例 1 鲍鱼老鸡干贝煲

|原料| 老鸡250克，水发干贝75克，鲍鱼1只

|调料| 花生油20克，盐3克，味精2克，葱花5克，香油4克

|做法| ①将水发干贝清洗干净；鲍鱼清洗干净，改刀，入水汆透待用；鸡清洗干净，斩块，汆水。②净锅上火倒入花生油，将葱炝香，加入水，调入盐、味精，放入鸡肉、鲍鱼、干贝，小火煲至熟，淋入香油即可。

|专家点评| 这道汤营养非常丰富，可为孕妈妈滋补身体，补钙补锌，预防妊娠高血压综合征。干贝富含蛋白质、糖类、维生素B_1和钙、磷、铁等多种营养成分，蛋白质含量高达61.8%，为鸡肉、牛肉、虾的3倍，矿物质的含量远在鱼翅、燕窝之上。常食干贝有助于降血压、降胆固醇、补益健身。

烹饪常识

干贝烹调前应用温水浸泡。应选用呈米黄色或浅棕色，质地新鲜有光泽，椭圆形，身体完整，肉厚饱满的鲍鱼。

孕晚期 案例 2 干贝蒸水蛋

|原料| 鲜鸡蛋3个，湿干贝、葱花各10克

|调料| 盐2克，白糖1克，淀粉5克，香油适量

|做法| ①鸡蛋在碗里打散，加入湿干贝和盐、白糖、淀粉搅匀。②将鸡蛋放在锅里隔水蒸12分钟，至鸡蛋凝结。③将蒸好的鸡蛋洒上葱花，淋上香油即可。

|专家点评| 这道水蛋熟而不起泡，润滑鲜嫩。干贝含有蛋白质，多种维生素及钙、磷等矿物质，滋味鲜美，营养价值高，具有补虚的功能。鸡蛋中不仅含有丰富的蛋白质、脂肪、维生素和铁、钙、钾等人体所需要的矿物质，还富含DHA和卵磷脂、卵黄素，对胎儿神经系统和身体发育有利，还能帮孕妈妈改善记忆力，并促进肝细胞再生。

烹饪常识

蒸的时间根据蛋液的容量自行掌握，不宜时间过久。可以用筷子插入碗正中看不到液体就代表熟了。

薏米

不宜吃薏米的原因

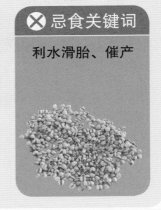

忌食关键词

利水滑胎、催产

薏米性微寒，味甘淡，有利水消肿、健脾祛湿、舒筋除痹、清热排脓的功效，为常用的利水渗湿药。中医认为，薏米具有利水滑胎的作用，孕期食用容易造成催产。临床上也发现，孕期女性吃太多的薏米，会造成羊水流出，对胎儿不利。因此，孕期应禁食薏米。

腊　肠

不宜吃腊肠的原因

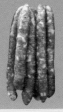

忌食关键词

高热量、亚硝酸、水肿、高血压

腊肠中肥肉比例高达50％以上，热量极高，脂肪含量也很高，食用后不利于孕妈妈体重的控制，妊娠高血压孕妈妈尤其是肥胖孕妈妈不宜食用。腊肠的蛋白质含量较高，且为动物性蛋白质，有妊娠高血压症的孕妈妈不宜多食用。

此外，腊肠为腌制食品，其含有可导致胎儿畸形的亚硝酸。同时，腊肠中的钠含量很高，孕妈妈大量食用或患有妊娠高血压症食用后，可发生钠潴留，从而使血容量增加，血压升高，不仅对高血压病情不利，还会加重水肿。所以，建议孕妈妈少吃腊肠。

咸鸭蛋

不宜吃咸鸭蛋的原因

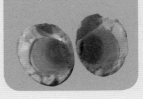

忌食关键词

高盐、妊娠高血压综合征、水肿

每只咸鸭蛋含有盐10克以上，而人体日需盐量5～8克。可见，一只咸鸭蛋所含的盐已超过孕妈妈一天的需要量，此外，孕妈妈每天还要食用含盐食物，这样便使盐的摄入量远远超过机体需要量。食盐过多会产生口渴，必然大量饮水，水、盐积聚在体内超过肾脏排泄能力，从而导致孕妈妈高度水肿。孕妈妈高度水肿可发生妊娠高血压综合征，妊高征又引起胎盘缺血，造成胎儿在子宫内缺氧，影响到胎儿的生长发育。

人 参

不宜吃人参的原因

女性怀孕后，体内会发生一系列变化。在怀孕后期，胃肠功能减弱，孕妈妈喜静厌动，加上膨大的子宫压迫，会出现便秘、纳呆。而且怀孕后，孕妈妈处于阴血偏虚，阳气相对偏盛的阳有余而阴不足，气有余而血不足状态。人参是大补元气的药材，孕早期体弱的孕妈妈可少量进补，以提高自身免疫力并增进食欲。但人参有"抗凝"作用，孕晚期摄入过多会引起内分泌紊乱和功能失调，引发高血压和出血症状。临产及分娩时服用可能导致产后出血，所以孕妈妈要慎食。

忌食关键词

性热、抗凝、高血压、出血、

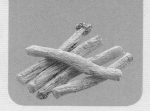

鹿 茸

不宜吃鹿茸的原因

鹿茸虽然是名贵药材，能振奋和提高机体功能，对全身虚弱、久病之后的患者有较好的强身作用，但对于阴气不足，气有余而血不足的孕妈妈而言却是禁忌。孕妈妈周身的血液循环系统血流量明显增加，心脏负担加重，子宫颈、阴道壁和输卵管等部位的血管也处于扩张、充血状态。加上孕妈妈内分泌功能旺盛，分泌的醛固醇增加，容易导致钠潴留而产生水肿、高血压等病症。此外，孕妈妈由于胃酸分泌量减少，胃肠道功能减弱，会出现食欲不振、胃部胀气、便秘等现象。

忌食关键词

内分泌旺盛、水肿、高血压

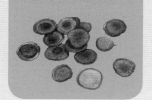

豆腐乳

不宜吃豆腐乳的原因

豆腐乳是用小块的豆腐做坯，经过长时间发酵制得，内含有有防腐剂和亚硝酸盐。如果在孕早期胃口不舒适的情况下，可以少量食用来调调胃口。但是豆腐乳毕竟经过发酵，含有防腐剂，在孕期还是应该尽力避免食用。

豆腐乳很容易细菌超标，因为它的主要成分是谷氨酸钠，对胎儿不利（有可能致畸）；在豆腐乳发酵后，容易被微生物污染。同时，豆腐乳含有的盐分过高，容易导致孕妈妈水肿。所以，豆腐乳最好是要少吃。

忌食关键词

防腐剂、亚硝酸盐、细菌超标

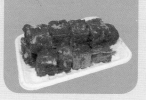

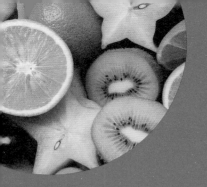

第六章
产褥期饮食宜与忌

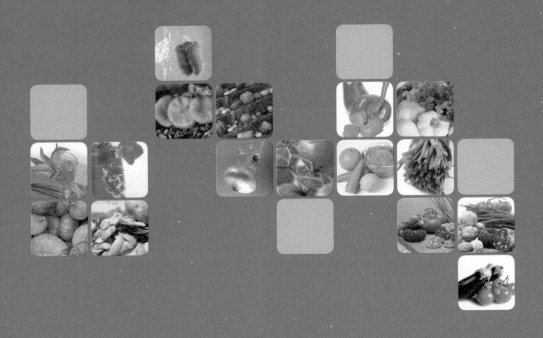

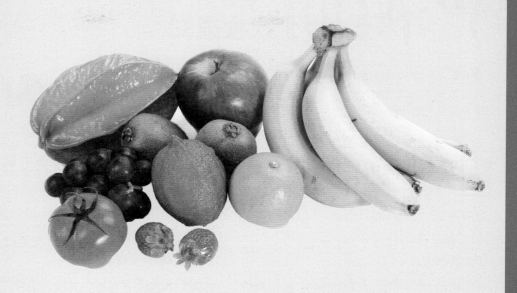

　　产褥期（即产妇分娩后到产妇机体和生殖器基本复原的一段时期，时间为6～8周）的饮食对产妇日后身体的恢复状况至关重要。产妇分娩过后，体力消耗很大，身体变得十分虚弱，需要加强营养的摄取。新生儿也会继续生长发育，其营养主要来源于产妇的乳汁。所以，这个时期产妇一定要注意饮食，避免吃一些对自己的身体健康及对婴儿的生长不利的食物。

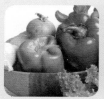 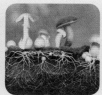 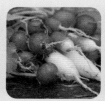 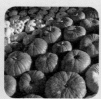

产褥期 饮食须知

◎产褥期一方面要补充妊娠、分娩所消耗的营养，另一方面还要分泌乳汁、哺育婴儿，所以更需要补充充足的营养。

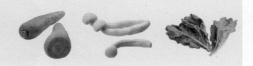

1 产后正确的进食顺序

产妇在进食的时候，最好按照一定的顺序进行，因为只有这样，食物才能更好地被人体消化吸收，更有利于产妇身体的恢复。

正确的进餐顺序应为：汤——青菜——饭——肉，半小时后再进食水果。

饭前先喝汤。饭后喝汤的最大问题在于会冲淡食物消化所需要的胃酸。所以产妇吃饭时忌一边吃饭，一边喝汤，或以汤泡饭或吃过饭后，再来一大碗汤，这样容易阻碍正常消化。米饭、面食、肉食等淀粉及含蛋白质成分的食物则需要在胃里停留1～2小时，甚至更长的时间，所以要在喝汤后吃。在各类食物中，水果的主要成分是果糖，无需通过胃来消化，而是直接进入小肠就被吸收。如果产妇进食时先吃饭菜，再吃水果，消化慢的淀粉、蛋白质就会阻塞消化快的水果，食物在胃里会搅和在一起。如果饭后马上吃甜食或水果，最大害处就是会中断、阻碍体内的消化过程。胃内腐烂的食物会被细菌分解，产生气体，形成肠胃疾病。

2 剖腹产妈妈月子饮食五要点

对于剖腹产的妈妈，在月子期间的饮食比起顺产的妈妈们要更加注意，其饮食有五大要点。

主食种类多样化

粗粮和细粮都要吃，而且粗粮营养价值更高，比如小米、玉米粉、糙米、标准粉，它们所含的B族维生素都要比精米、精面高出好几倍。

多吃蔬菜和水果

蔬菜和水果既可提供丰富的维生素、矿物质，又可提供足量的膳食纤维素，以防产后发生便秘。

饮食要富含蛋白质

应比平时多摄入蛋白质，尤其是动物蛋白质，比如鸡、鱼、瘦肉、动物肝、血所含的蛋白质。豆类也是必不可少的佳品，但无须过量，否则会加重肝肾负担，反而对身体不利，每天摄入95克即可。

不吃酸辣食物及少吃甜食

酸辣食物会刺激产妇虚弱的胃肠而引起诸多不适；吃过多甜食不仅会影响食欲，还可能使热量过剩而转化为脂肪，引起身体肥胖。

多进食各种汤饮

汤类味道鲜美，且易消化吸收，还可以促进乳汁分泌。如红糖水、鲫鱼汤、猪蹄汤、排骨汤等，但须汤肉同吃。红糖水的饮用时间不能超过10天，因为时间过长反而使恶露中的血量增加，使妈妈处于一种慢性失血状态而发生贫血。但是，汤饮的进食量要适度，以防引起妈妈胀奶。

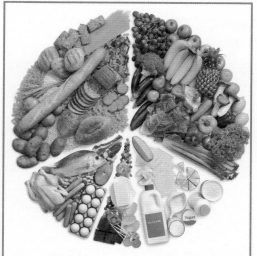

剖腹产妈妈在月子期间的饮食要多样化、丰富化。

3 产后催奶饮食的选择要因人而异

从中医的角度出发，产后催奶应根据不同体质进行饮食和药物调理。如鲫鱼汤、豆浆和牛奶等平性食物属于大众皆宜，而猪脚催奶就不是每个人都适宜的。这里推荐一些具有通乳功效的食材，如猪蹄、鲫鱼、章鱼、花生、黄花菜、木瓜等；通络的药材则有通草、漏芦、丝瓜络、王不留行等。这里我们针对不同体质

的女性，对生产后的催奶饮食的注意要点进行介绍。

气血两虚型： 如平素体虚，或因产后大出血而奶水不足的新妈妈可用猪脚、鲫鱼煮汤，另可添加党参、北芪、当归、红枣等补气补血药材。

痰湿中阻型： 肥胖、脾胃失调的产妇可多喝鲫鱼汤，少喝猪蹄汤和鸡汤。另外，可加点陈皮、苍术、白术等具有健脾化湿功效的药材。

肝气郁滞型： 平素性格内向或出现产后抑郁症的妈妈们，建议多泡玫瑰花、茉莉花、佛手等花草茶，以舒缓情绪。另外，用鲫鱼、通草、丝瓜络煮汤，或用猪蹄、漏芦煮汤，可达到疏肝、理气、通络的功效。

血淤型： 可喝生化汤，吃点猪脚姜（姜醋）、黄酒煮鸡、客家酿酒鸡等。还可用益母草煮鸡蛋或煮红枣水。

肾虚型： 可进食麻油鸡、花胶炖鸡汤、米汤冲芝麻。

湿热型： 可喝豆腐丝瓜汤等具有清热功效的汤水。

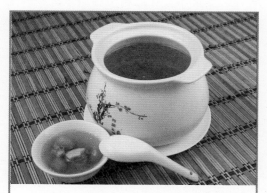

产后新妈妈可以根据自己的体质选择合适的催奶汤。

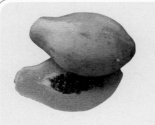

木瓜
MU GUA
【水果类】

[别 名] 瓜海棠、木梨、木李

【适用量】每日一个为宜。
【热量】113.0千焦/100克。
【性味归经】性温，味甘。归心、肺、肝经。

◎食疗功效

木瓜能理脾和胃、平肝舒筋，为治一切转筋、腿痛、湿痹、脚气的要药。经常食用具有平肝和胃、舒筋活络、软化血管、抗菌消炎、抗衰养颜、防癌抗癌、增强体质之保健功效，另外，木瓜中的凝乳酶有通乳的作用，哺乳期妈妈可以适量食用。

◎选购保存

一般以大半熟的程度为佳，肉质爽滑可口。购买时用手触摸，果实坚而有弹性者为佳。木瓜不宜在冰箱中存放太久，以免长斑点或变黑。而常温下能储存2～3天，建议购买后尽快食用。

营养成分表

营养素	含量（每100克）
蛋白质	0.40克
脂肪	0.10克
糖类	7克
膳食纤维	0.80克
维生素A	145毫克
维生素B₁	0.01毫克
维生素B₂	0.02毫克
维生素C	43毫克
维生素E	0.30毫克
钙	17毫克
铁	0.20毫克
锌	0.25毫克
硒	1.80微克

温馨提示

熟木瓜要挑选手感很轻的，这样的木瓜果肉比较甘甜。手感沉的木瓜一般还未完全成熟，口感有些苦。木瓜的果皮一定要亮，橙色要均匀，不能有色斑。挑木瓜的时候要轻按其表皮，千万不要买表皮很松动的，木瓜果肉一定要结实。

◎搭配宜忌

木瓜+牛奶 木瓜+带鱼	✔	可消除疲劳、润肤养颜 可补气养血
木瓜+虾 木瓜+南瓜	✘	易生成有毒元素 会降低营养价值

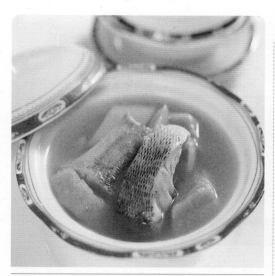

产褥期案例 1 木瓜鲈鱼汤

|原料| 木瓜450克，鲈鱼500克，姜4片，火腿100克

|调料| 花生油适量，盐5克

|做法| ①鲈鱼去鳞、鳃、内脏，清洗干净斩块；烧锅下花生油、姜片，将鲈鱼两面煎至金黄色。②木瓜去皮、核，清洗干净，切成块状；火腿切成片；烧锅放姜片，将木瓜爆5分钟。③将清水放入瓦煲内，煮沸后加入木瓜、鲈鱼和火腿片，大火煲开后改用小火煲2小时，加盐调味即可。

|专家点评| 木瓜能健脾胃、助消化，并能润肺燥而止咳；鲈鱼益脾胃，能化痰止咳，有下乳汁、滑肌肤的功效。两者一同煲汤，既有健脾开胃之功，又能润肺化痰。同时对于营养缺乏、消化不良、有肥胖症的妈妈有很好的保健及食疗作用。产后奶水不足的新妈妈也可以用这道汤调理，催奶的效果不错。

烹饪常识

煲汤宜用皮带青未完全成熟的木瓜。

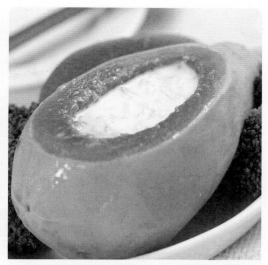

产褥期案例 2 木瓜炖雪蛤

|原料| 木瓜1个，雪蛤150克，西蓝花100克

|调料| 盐6克

|做法| ①在木瓜三分之一处切开，挖去籽，洗净。②西蓝花清洗干净后，放入沸水中焯水后捞出摆盘。③将雪蛤装入木瓜内，上火蒸30分钟至熟即可。

|专家点评| 木瓜含有蛋白质、维生素A、维生素C等营养成分，有舒筋活血、止呕祛痰、健胃消食、滋脾益肺之功效；蛤肉味咸，有润五脏、活血化瘀、开胃消渴之功效。这道菜非常适合产后体虚的妈妈食用，而且对于产后的不良情绪还有预防及食疗作用。但是要注意，食用过多的木瓜会伤害骨骼和牙齿。

烹饪常识

洗木瓜时，可先将木瓜放入清水中浸泡，再用刷子刷。

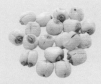

【适用量】每日20克（干品）为宜。

【热量】1440.0千焦/100克（干品）。

【性味归经】鲜品性平，味甘、涩；干品性温，味甘、涩。归心、脾、肾经。

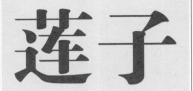

莲子
LIAN ZI

【干果类】

[别 名] 莲肉、白莲子、湘莲子

【主打营养素】

棉子糖、钙、磷、钾

◎ 莲子中所含的棉子糖，对于产妇有很好的滋补作用。莲子还富含钙、磷、钾，有安神、养血的作用，产妇食用，可为婴儿骨骼和牙齿发育提供丰富的钙，预防佝偻病。

营养成分表

营养素	含量（每100克）
蛋白质	17.20克
脂肪	2克
糖类	67.20克
膳食纤维	3克
维生素A	未测定
维生素B₁	0.16毫克
维生素B₂	0.08毫克
维生素C	5毫克
维生素E	2.71毫克
钙	97毫克
铁	3.60毫克
锌	2.78毫克
硒	3.36微克

◎搭配宜忌

莲子+鸭肉 莲子+红枣	✔	可补肾健脾、滋补养阴 可促进血液循环、增进食欲
莲子+螃蟹 莲子+龟肉	✘	会引起不良反应 会引起不良反应

产褥期案例　# 桂圆莲子羹

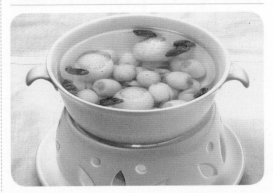

|原料| 莲子50克，桂圆肉20克，枸杞10克

|调料| 白糖10克

|做法| ①将莲子洗净，泡发；枸杞、桂圆肉均洗净备用。②锅置火上，注入清水后，放入莲子煮沸后，下入枸杞、桂圆肉。煮熟后放入白糖调味，即可食用。

|专家点评| 这道羹甜香软糯，有健脾、安神、养血的功效。莲子中的钙、磷和钾含量非常丰富，除可以构成骨骼和牙齿的成分外，还有促进凝血的作用。桂圆营养价值甚高，富含糖类、蛋白质、多种氨基酸和维生素，是健脾长智的传统食物，对贫血有较好的疗效。

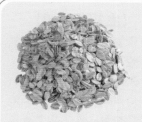

【适用量】每天食用40克左右为宜。

【热量】1536.2千焦/100克。

【性味归经】性温，味甘。归脾、心经。

燕麦
YAN MAI

【杂粮类】

[别名] 野麦、雀麦

【主打营养素】
蛋白质、维生素、氨基酸、矿物质

◎燕麦富含蛋白质、多种维生素和人体必需的8种氨基酸，营养丰富，具有滋养的作用。燕麦中含有的钙、磷、铁、锌等矿物质有促进伤口愈合、防止贫血的作用。

营养成分表

营养素	含量（每100克）
蛋白质	15克
脂肪	6.70克
糖类	61.60克
膳食纤维	5.30克
维生素A	420微克
维生素B1	0.30毫克
维生素B2	0.13毫克
维生素C	未测定
维生素E	3.07毫克
钙	186毫克
铁	7毫克
锌	2.59毫克
硒	4.31微克

◎搭配宜忌

燕麦+南瓜	✔	可降低血糖
燕麦+小麦		减肥、降血糖、降血压
燕麦+红薯	✘	会导致胃痉挛、胀气
燕麦+白糖		会导致胀气

产褥期案例

燕麦枸杞粥

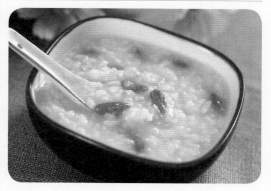

|原料| 枸杞10克，大米100克，燕麦30克

|调料| 盐适量

|做法| ①先将枸杞、大米、燕麦泡发后清洗干净。②然后将燕麦、大米、枸杞一起放入锅中，加水煮30分钟熬成粥，再加入少量盐，继续煮至盐溶化即可。

|专家点评| 大米和燕麦的蛋白质含量都较丰富，而且其氨基酸的组成比例合理，蛋白质的利用率高，其含有的钙、磷、铁、锌等矿物质有促进伤口愈合、防止贫血的功效，是补钙佳品。产妇喝这道粥可起到滋补身体、增强自身免疫力、提高抗病能力的作用。

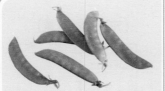

荷兰豆

HE LAN DOU

【蔬菜类】

[别 名] 青豌豆、青小豆、甜豆

【适用量】每次50克左右为宜。
【热量】113.0千焦/100克。
【性味归经】性寒，味甘。归脾、胃、大肠、小肠经。

【主打营养素】

膳食纤维、蛋白质、氨基酸、钙

◎荷兰豆富含膳食纤维，对产后乳汁不下有一定的食疗作用。荷兰豆中富含蛋白质和多种氨基酸，对脾胃有益，有助于产后妈妈增强体力。此外，荷兰豆还富含钙，可以增加乳汁的含钙量。

◎食疗功效

荷兰豆具有调和脾胃、利肠、利水的功效，还可以使皮肤柔润光滑，并能抑制黑色素的形成，有美容的功效。荷兰豆可预防直肠癌，并降低胆固醇，它还能抗癌、防癌，对糖尿病、产后乳少都有食疗作用。

◎选购保存

选购荷兰豆时，先看能不能把豆荚弄得沙沙作响，如果能，则说明荷兰豆是新鲜的。买的荷兰豆没吃完，不要洗，而应直接放入保鲜袋中，扎紧口，可低温保存。如果是剥出来的豌豆就适于冷冻，最好在一个月内吃完。

◎搭配宜忌

荷兰豆+蘑菇 ✓	可开胃消食
荷兰豆+醋 ✗	会引起消化不良

营养成分表

营养素	含量（每100克）
蛋白质	2.50克
脂肪	0.30克
糖类	4.90克
膳食纤维	1.40克
维生素A	80微克
维生素B$_1$	0.09毫克
维生素B$_2$	0.04毫克
维生素C	16毫克
维生素E	0.30毫克
钙	51毫克
铁	0.90毫克
锌	0.50毫克
硒	0.42微克

◎温馨提示

荷兰豆适合与富含氨基酸的食物一起烹调，可以明显提高荷兰豆的营养价值。荷兰豆多食会发生腹胀，易产气，所以脾胃虚弱者、慢性胰腺炎患者忌食，以免引起消化不良和腹泻。此外，没有熟透的荷兰豆应忌食，否则易产生中毒现象。

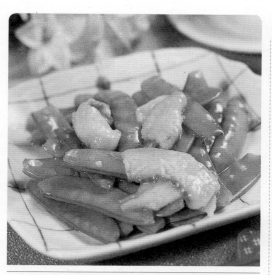

产褥期案例 1 荷兰豆炒鲮鱼片

|原料| 荷兰豆１５０克，鲮鱼200克，甜红椒1个

|调料| 盐5克，鸡精2克，淀粉5克

|做法| ①荷兰豆择去头、尾、筋，放入沸水中稍焯后捞出。②鲮鱼取肉，做成鲮鱼片，下入沸水中煮熟后，捞出。③锅上火加油烧热，下入荷兰豆炒熟后，加入鲮鱼片、盐、鸡精，再用淀粉勾芡即可。

|专家点评| 这道菜颜色丰富，色泽诱人，能增加产妇的食欲，有通乳下奶、补血益气、强筋健骨等功效。鲮鱼富含丰富的蛋白质、维生素A、钙、镁、硒等营养物质，肉质细嫩、味道鲜美。荷兰豆含有多种营养成分，如蛋白质、糖类、维生素A、维生素C、钙、磷、硒等，有和中下气、利小便、解渴通乳的作用，常食用对脾胃虚弱、小腹胀满、产后乳汁不下、烦热口渴均有疗效。

烹饪常识

荷兰豆必须完全煮熟后才可以食用，否则极易发生食物中毒。

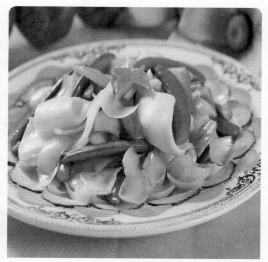

产褥期案例 2 荷兰豆炒墨鱼

|原料| 百合、荷兰豆各100克，墨鱼150克，蒜片、姜片、葱白各15克

|调料| 味精、白糖、鸡精各5克，湿淀粉10克，花生油10毫升，盐2克

|做法| ①百合清洗干净掰成片，荷兰豆清洗干净，墨鱼去除内脏并清洗干净，切片备用。②烧锅下花生油，放入姜、蒜、葱炒香，加入百合、荷兰豆、墨鱼片一起翻炒。③加入味精、白糖、盐、鸡精后炒匀，再用湿淀粉勾芡即可。

|专家点评| 这道菜有通乳、补血益气的功效。荷兰豆是营养价值较高的豆类蔬菜之一，含有丰富的糖类、蛋白质、维生素、胡萝卜素和人体必需的氨基酸，其中，所富含的维生素C可抗氧化、润滑皮肤、延缓细胞老化、淡化黑斑。墨鱼含丰富的蛋白质、钙、铁等营养成分，可滋阴养血、益气强筋。

烹饪常识

食用新鲜墨鱼时一定要去除内脏，因为其内脏中含有大量的胆固醇。

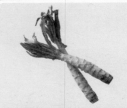

莴笋
WO SUN
【蔬菜类】

[别名] 莴苣、白苣、莴菜

【适用量】每次约60克为宜。

【热量】莴笋茎：58.6千焦/100克；莴笋叶：75.34千焦/100克。

【性味归经】性凉，味甘、苦。归胃、膀胱经。

◎食疗功效

莴笋有增进食欲、刺激消化液分泌、促进胃肠蠕动等功能，具有促进利尿、降低血压、预防心律不齐的作用，产妇食用可预防便秘。莴笋还能改善消化系统和肝脏功能，有助于抵御风湿性疾病所致的痛风。

◎选购保存

选购莴笋的时候应选择茎粗大、肉质细嫩、多汁新鲜、无枯叶、无空心、中下部稍粗或成棒状、叶片不弯曲、无黄叶、不发蔫、不苦涩的。保存莴笋可采用泡水保鲜法：将莴笋放入盛有凉水的器皿内，一次可放几棵，水淹至莴笋主干1/3处，可放置室内保存3~5天。

◎搭配宜忌

莴笋+猪肉	✔	可补脾益气
莴笋+香菇		可利尿通便
莴笋+蜂蜜	✘	会引起腹泻
莴笋+乳酪		会引起消化不良

营养成分表

营养素	含量（每100克）
蛋白质	1克
脂肪	0.10克
糖类	2.80克
膳食纤维	0.60克
维生素A	25微克
维生素B$_1$	0.02毫克
维生素B$_2$	0.02毫克
维生素C	4毫克
维生素E	0.19毫克
钙	23毫克
铁	0.90毫克
锌	0.33毫克
硒	0.54微克

温馨提示

莴笋下锅前挤干水分，可以增加莴笋的脆嫩程度，但从营养的角度考虑，不应挤干水分，因为这样会丧失大量的水溶性维生素。另外，莴笋中含有刺激视神经的物质，患有眼部疾病的人不宜食用。

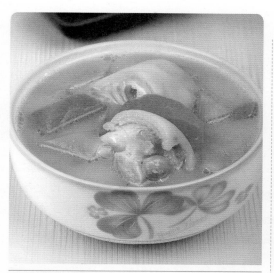

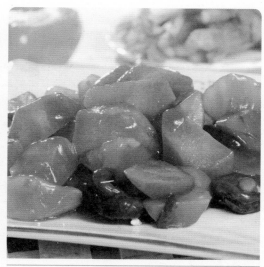

产褥期案例 1 莴笋猪蹄汤

原料 猪蹄200克，莴笋100克，胡萝卜30克

调料 盐、姜片、葱花、高汤各适量

做法 ①猪蹄斩块，洗净，余水；莴笋去皮，清洗干净，切块；胡萝卜清洗干净，切块备用。②锅上火倒入高汤，放入猪蹄、莴笋、胡萝卜、姜片，调入盐，煲50分钟。③待汤好肉熟时，撒上葱花即可。

专家点评 莴笋含钾量较高，有利于促进排尿和乳汁的分泌，减少对心房的压力，对高血压和心脏病患者极为有益。它含有少量的碘元素，对人的基础代谢，心智和体格发育甚至情绪调节都有重大影响。猪蹄富含多种营养，也是通乳的佳品。所以，这道汤含有丰富的优质蛋白质、脂肪、钙、磷、铁、锌等营养物质，是产妇下奶及滋补的佳品，乳少的产妇可以多喝此汤。

作为通乳食谱时应少放盐，最好不放味精。

产褥期案例 2 花菇炒莴笋

原料 莴笋2根，水发花菇、胡萝卜各20克

调料 盐、蚝油、清汤、水淀粉、食用油各适量

做法 ①莴笋、胡萝卜均去皮清洗干净，切成滚刀块；花菇清洗干净。②锅中加油，烧热，放入莴笋、花菇、胡萝卜煸炒。③锅中加清汤、盐、蚝油，煮沸，用水淀粉勾薄芡即可。

专家点评 这道菜可以预防产后妈妈便秘。莴苣含有大量植物纤维素，能促进肠壁蠕动，通利消化道，帮助大便排泄，可用于辅助治疗各种便秘。花菇含蛋白质、氨基酸、脂肪、粗纤维和维生素B_1、维生素B_2、维生素C、钙、磷、铁等。其蛋白质中有白蛋白、谷蛋白、醇溶蛋白、氨基酸等，具有调节人体新陈代谢、帮助消化、降低血压、防治佝偻病等作用。

烹饪常识

炒莴笋若时间过长，温度过高会使莴笋绵软，失去清脆口感。

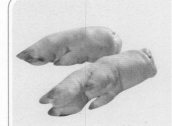

猪蹄
ZHU TI

【肉禽蛋类】

[别 名] 猪脚、猪手、猪爪

【适用量】每次1个为宜。
【热量】1088.3千焦/100克。
【性味归经】性平，味甘、咸。归肾、胃经。

【主打营养素】

胶原蛋白、脂肪、钙、铁、锌

◎猪蹄富含胶原蛋白、脂肪，对于哺乳期妈妈能起到催乳和美容的双重作用。猪蹄还富含钙、铁等矿物质，产妇摄入的营养多了，乳汁中的营养也多，可促进婴儿的发育。

◎食疗功效

猪蹄对于经常性的四肢疲乏、腿部抽筋、麻木、消化道出血、失血性休克及缺血性脑患者有一定辅助疗效。传统医学认为，猪蹄有壮腰补膝和通乳之功，可用于肾虚所致的腰膝酸软和产妇产后缺少乳汁之症。而且多吃猪蹄对于女性具有丰胸作用。

◎选购保存

肉色红润均匀，脂肪洁白有光泽，肉质紧密，手摸有坚实感，外表及切面微微湿润，不黏手，无异味的为上好猪蹄。猪蹄最好趁新鲜制作成菜，放冰箱内可保存几天不变质。

◎搭配宜忌

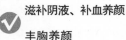

| 猪蹄+黑木耳 猪蹄+木瓜 | ✔ | 滋补阴液、补血养颜 丰胸养颜 |
| 猪蹄+大豆 猪蹄+鸽肉 | ✘ | 会影响营养吸收 易引起滞气 |

营养成分表

营养素	含量（每100克）
蛋白质	22.60克
脂肪	18.80克
糖类	未测定
维生素A	3微克
维生素B$_1$	0.05毫克
维生素B$_2$	0.10毫克
维生素E	0.01毫克
钙	33毫克
磷	33毫克
镁	5毫克
铁	1.10毫克
锌	1.14毫克
硒	5.85微克

温馨提示

猪蹄产妇和孕妇都可以食用，但是由于猪蹄中的胆固醇含量较高，有胃肠消化功能不良的孕妇一次不能过量食用。烹饪猪蹄前要检查好所购猪蹄是否有局部溃烂现象，以防口蹄疫传播给食用者，然后把毛拔净。

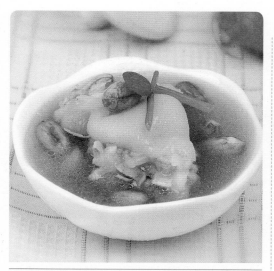

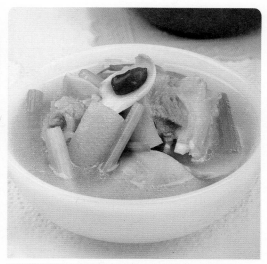

花生猪蹄汤

| 原料 | 猪蹄1只，花生米30克

| 调料 | 盐适量

| 做法 | ①将猪蹄清洗干净，切块，汆水；花生米用温水浸泡30分钟备用。②净锅上火倒入水，调入盐，下入猪蹄、花生米煲80分钟即可。

| 专家点评 | 猪蹄能滋阴益气血、通血脉。其中含有大量胶质，是血小板生成的物质，有止血功效。猪蹄中含有丰富的胶原蛋白，能补血通乳，中医常用于产后催乳。花生含有人体所必需的8种氨基酸，丰富的脂肪油，以及钙、铁、维生素E等营养物质，对女性也有催乳、增乳作用。这道汤还能润滑肌肤，对预防皮肤干燥、皱纹、衰老大有益处。

烹饪常识

　　猪毛多，可用松香，将松香先烧熔趁着热，泼在猪毛上，待松香凉了，揭去，猪毛随之也全脱。

　　猪蹄选用前蹄最好，肉质紧实一些。作为通乳食疗时应少放盐，不放味精。

百合猪蹄汤

| 原料 | 水发百合125克，西芹100克，猪蹄175克

| 调料 | 清汤适量，盐5克，葱、姜各5克

| 做法 | ①将水发百合清洗干净，西芹择洗干净切段，猪蹄清洗干净斩块备用。②净锅上火倒入清汤，调入盐，下入葱、姜、猪蹄烧开，打去浮沫，再下入水发百合、西芹煲至熟即可。

| 专家点评 | 这道汤味道鲜美，能增加产妇的食欲，有养心润肺、通乳催乳的作用。猪蹄中含有较多的蛋白质、脂肪和糖类，含有丰富的胶原蛋白质，有补血养颜的作用。西芹是高纤维食物，它经肠内消化作用产生一种木质素或肠内脂的物质，可以加快粪便在肠内的运转时间，有防治产期便秘的作用。百合含有多种营养成分，有润肺、清心、止血、开胃、安神的功效。

烹饪常识

　　清洗干净猪蹄，用开水煮到皮发胀，然后取出用指钳将毛拔除，省力省时。

杏

◀ 不宜吃杏的原因

❌ 忌食关键词

性温热、上火、膈热生痰

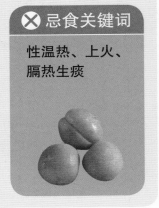

　　杏性温热，多食容易上火生痰。如《本草衍义》中说："小儿尤不可食，多致疮痈及上膈热，产妇尤忌之。"《饮食须知》中也认为："多食昏神，令膈热生痰，小儿多食成壅热，致疮疖，产妇尤宜忌之。"这说明女性产后不宜食用杏，古有"桃饱人，杏伤人"之说，而且产后哺乳期吃杏对婴儿也不利。所以，产妇产后应忌吃杏。

柿子

◀ 不宜吃柿子的原因

❌ 忌食关键词

性凉、单宁、不利产后修身

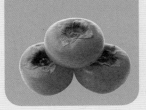

　　柿子性大凉，产妇体质较弱，切忌食用寒凉食物，所以应当忌吃柿子。正如清代食医王孟英在《随息居饮食谱》中所告诫："凡产后病后，皆忌之。"而且柿子含单宁，易与铁质结合，从而妨碍人体对食物中铁质的吸收，而产妇刚生产完，补血很重要，所以柿子还是不吃为好。

　　此外，柿子中含有的糖类大多是简单的双糖和单糖（蔗糖、果糖、葡萄糖即属此类），因此吃后很容易被吸收，不利于产妇产后修身。

乌梅

◀ 不宜吃乌梅的原因

❌ 忌食关键词

阻滞血液的正常流动

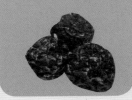

　　乌梅味酸、微涩，质润敛涩，上能敛肺气，下能涩大肠，入胃又能生津。常用口渴多饮的消渴以及热病口渴、咽干等症。夏天可用乌梅煮汤作饮品，能去暑解渴。所以，类似乌梅一类的小零食是很多产妇的最爱，但是这种酸涩食品会阻滞血液的正常流动，不利于恶露的顺利排出。因此，产妇不宜大量食用乌梅。

韭 菜

▌ 不宜吃韭菜的原因

味辛、上火、内热、回奶

韭菜颜色碧绿，味道辛香浓郁，无论用于制作荤菜还是素菜，都十分提味，许多产妇都喜欢吃。不过韭菜性温，味甘、辛，产妇多食用容易上火，会引起口舌生疮、大便秘结或痔疮发作。而母体的内热可以通过乳汁使婴儿内热加重，不利于婴儿的健康。

最重要的是韭菜有回奶的功效，产妇常食用韭菜易导致产妇奶水不足，就不利于哺乳婴儿。因此，产妇的口味一定要淡一些，不宜吃韭菜，这样奶水的质量会好一些，奶水的产量也会多一些。

田 螺

▌ 不宜吃田螺的原因

⊗ 忌食关键词

性寒、寄生虫、腹痛、腹泻

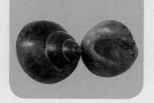

田螺性寒，能清热，但产后不宜吃，特别是素有脾胃虚寒的产妇更应忌食。根据产后饮食宜忌原则，产妇不能多吃寒性食品，而田螺性属大寒，所以应当忌食。

此外，田螺一般长在水塘里，如果水质不好的话，容易受污染，特别是吃的时候如果螺内的大便没排干净，会有很多寄生虫，比如钉螺就是血吸虫的寄主，容易导致腹痛、腹泻，不利于产后恢复。

巧克力

▌ 不宜吃巧克力的原因

⊗ 忌食关键词

可可碱、婴儿发育不良、发胖

因为巧克力所含的可可碱会渗入母乳内被婴儿吸收，并在婴儿体内蓄积，久而久之，可可碱会损伤神经系统和心脏，并使肌肉松弛、排尿量增加，结果导致婴儿消化不良、睡眠不安、哭闹不停。

产妇在产后需要给新生儿喂奶。如果过多食用巧克力，会对婴儿的发育产生不良的影响。此外，产妇经常食用巧克力还会影响食欲，结果产妇虽身体发胖，但必需的营养素却反而缺乏，这对产妇的身体健康也是不利的。

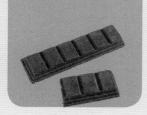

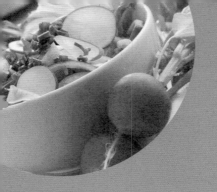

第七章

孕产妇
常见症状饮食宜与忌

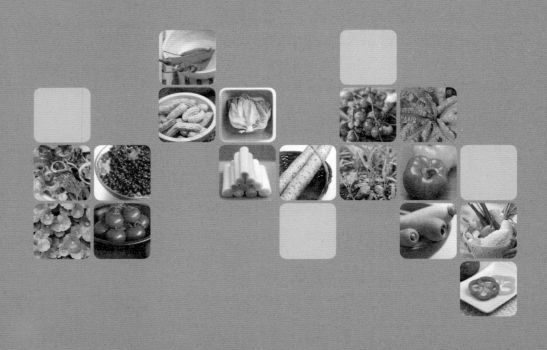

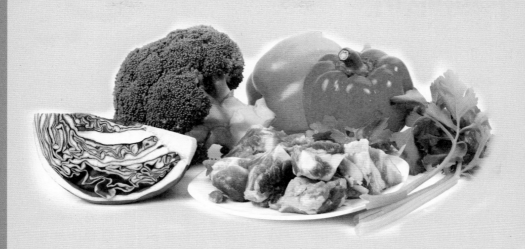

　　孕育宝宝既幸福又辛苦，由于生理上的一些变化，孕产妇女会出现一些不适症状，如孕期呕吐、孕期水肿、孕期贫血、孕期便秘、妊娠高血压、产后出血、产后腹痛、产后恶露不绝等。面对这些不适症状，孕产妇女应该怎么办呢？首先千万不要惊慌和紧张，然后全面了解相关症状的饮食宜忌，再通过安全又有效的食疗法来解决，就可以安全、健康地度过孕产期了。

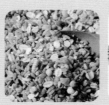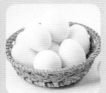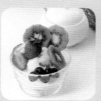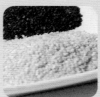

孕期呕吐

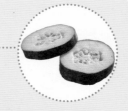

症状说明

孕期呕吐是指孕妇在孕早期经常出现择食、食欲不振，一般于停经40天左右开始，孕12周以内反应消退，不需要特殊处理。而少数孕妇出现频繁呕吐不能进食，导致体重下降、脱水、酸碱平衡失调，以及水、电解质代谢紊乱，严重者危及生命。

症状表现

妇女怀孕后出现呕吐，厌食油腻，头晕乏力，或食入即吐。通常停经6周左右出现恶心、留涎和呕吐，并随妊娠逐渐加重，至停经8周左右发展为频繁呕吐不能进食，呕吐物中有胆汁或咖啡样分泌物。患者消瘦明显，极度疲乏，口唇干裂，皮肤干燥，眼球凹陷，尿量减少，营养摄入不足使体重下降。

✅ 宜吃食物

生姜、砂仁、豆蔻、紫苏、冬瓜、陈皮、柠檬、甘蔗、苹果、土豆、白萝卜

❌ 忌吃食物

胡椒、花椒、白酒、咖啡、酒酿、蜂蜜、糖类、荔枝、红枣、黄芪、人参、燕麦、大麦芽

调理食谱

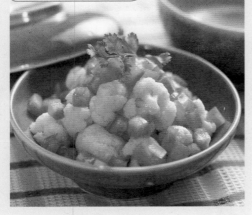

🥣 花菜炒西红柿

◎ 原料　花菜250克，西红柿200克

◎ 调料　香菜10克，盐、食用油各适量

◎ 做法　①花菜去除根部，切成小朵，用清水清洗干净，焯水，捞出沥干水待用；香菜清洗干净切小段。②西红柿清洗干净，切小丁。锅中加油烧至六成热。③将花菜和西红柿丁放入锅中，再调入盐，翻炒均匀，盛盘，撒上香菜段即可。

烹饪常识　花菜焯水后，应放入凉开水内过凉，捞出沥净水再用。

专家提示　这道菜维生素丰富，孕妈妈食用可以提高身体免疫力，其中富含的维生素C还有利于缓解孕期呕吐，促进营养吸收。此外，西红柿富含的番茄红素，还有补血养颜的功效。

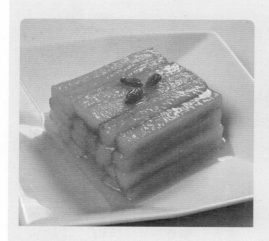

🥄 橙汁山药

◎ **原料** 山药500克，橙汁100克，枸杞8克

◎ **调料** 糖30克，淀粉25克

◎ **做法** ①山药洗净，去皮，切条，入沸水中煮熟，捞出，沥干水分；枸杞稍泡备用。②橙汁加热，加糖，最后用水淀粉勾芡成汁。③将加工的橙汁淋在山药上，腌渍入味，放上枸杞即可。

烹饪常识 山药切好后要放入淡盐水中浸泡，以防发黑。

专家提示 橙汁山药是一款不错的孕妇缓解孕吐食品，加了橙汁的山药酸酸甜甜、营养丰富，是高糖类的食物，可改善孕吐引起的不适症状。山药含有淀粉酶、多酚氧化酶等物质，有利于脾胃消化吸收。

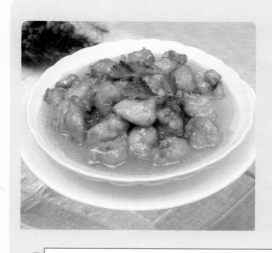

🥄 柠檬鸡块

◎ **原料** 鸡肉300克，柠檬汁15克

◎ **调料** 蛋黄、盐、水淀粉、白糖、醋、香菜段、食用油各适量

◎ **做法** ①鸡肉洗净，切块，加蛋黄、盐、水淀粉拌匀备用。②油锅烧热，投入鸡肉滑熟，出锅装盘。③锅内放入清水，加入柠檬汁、白糖、醋烧开，用水淀粉勾芡，出锅浇在鸡肉上，撒上香菜即成。

烹饪常识 选择浓度稍高的柠檬汁烹饪，此菜味道更好。

专家提示 这道菜不仅能缓解孕吐，还有滋补的效果。柠檬汁富含维生素C，有开胃功效，有助于减轻孕妈妈的恶心感。鸡肉富含蛋白质、糖类等营养成分，可为孕妈妈补充营养。

孕期便秘

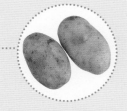

症状说明

怀孕后，孕妇体内会分泌大量的孕激素，引起胃肠道肌张力减弱、肠蠕动减慢。再加上胎儿逐渐长大，压迫肠道，使得肠道的蠕动减慢，肠内的废物停滞不前，并且变干，孕妇常伴有排便困难。此外，怀孕后孕妇的运动量减少，体内水分减少也会导致便秘。

症状表现

实热性孕妇便秘：大便干结，腹中胀满，口苦、口臭或胸胁满闷，大便干结坚硬，肛门灼热，舌红、苔黄、苔厚；虚寒性孕妇便秘：会造成排便艰难，口淡不渴，体胖苔白、舌滑。即使有便意，也难以排出，乏力气短或头晕心悸或腰膝酸冷。

✔ 宜吃食物

芹菜、土豆、玉米、黄豆、芋头、菠菜、香蕉、草莓、粗粮、胡萝卜

✘ 忌吃食物

咖啡、辣椒、胡椒、花椒、大蒜、茶、酒

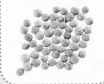

调理食谱

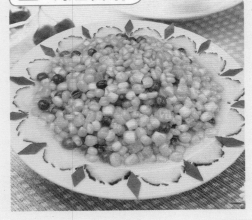

🥣 松仁玉米

◎ **原料** 玉米粒400克，熟松子仁、胡萝卜、青豆各25克

◎ **调料** 盐、白糖、鸡精、水淀粉、食用油各适量

◎ **做法** ①青豆、玉米粒均洗净焯水，捞出沥水。②油锅烧热，放入胡萝卜丁、玉米粒、青豆炒熟，加入盐、白糖、鸡精炒匀，用水淀粉勾芡后装盘，撒上松子仁。

烹饪常识 玉米粒的胚尖不要舍弃，因为玉米的许多营养都集中在这里。

专家提示 玉米中的膳食纤维含量很高，具有刺激胃肠蠕动、加速粪便排泄的特性，可预防便秘、肠炎、肠癌等。而松仁中所含大量矿物质如钙、铁、钾等，能给机体组织提供丰富的营养成分，强壮筋骨，消除疲劳。

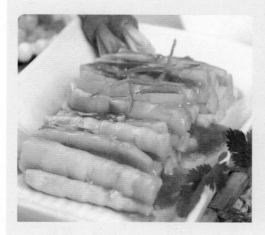

酱烧春笋

◎ **原料**　春笋500克

◎ **调料**　蚝油、甜面酱各10克，姜末、蒜末各5克，白糖、鲜汤、食用油各适量

◎ **做法**　① 春笋削去老皮，洗净，切成长条，焯水。② 锅中加油烧热，放入姜末、蒜末炝锅，再放入笋段翻炒。③ 放入鲜汤，烧煮至汤汁快干时调入蚝油、甜面酱、白糖、炒匀即可出锅。

烹饪常识　春笋切好后，先放入沸水中烫一下，可去除笋特有的苦涩味。

专家提示　酱烧春笋鲜香脆嫩，纤维素丰富，有润肠通便的功效。春笋含有充足的水分、丰富的植物蛋白以及钙、磷、铁等人体必需的营养成分和微量元素。

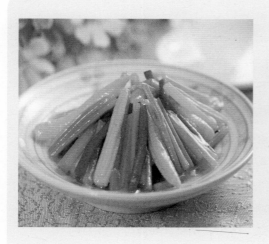

玉米笋炒芹菜

◎ **原料**　芹菜250克，玉米笋100克，甜红椒10克

◎ **调料**　姜10克，蒜10克，盐3克，味精5克，鸡精2克，生粉5克，食用油适量

◎ **做法**　① 玉米笋洗净，从中间剖开一分为二；芹菜洗净，切成与玉米笋长短一致的长度，然后一起下入沸水锅中焯水，捞出，沥干水分。② 炒锅置大火上，下油爆香姜、蒜、甜红椒，再倒入玉米笋、芹菜一起翻炒均匀，待熟时，下入调味料调味即可。

烹饪常识　玉米笋和芹菜焯水的时间不宜过长。

专家提示　这道菜鲜香脆嫩，有润肠通便、降低血压的功效。玉米笋是高纤维素蔬菜，可以促进肠胃蠕动，促进排便；芹菜也含有大量的膳食纤维，可刺激肠道蠕动，同时富含硒，有明显的降压作用。

妊娠高血压

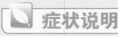

症状说明

妊娠高血压简称妊高征，是妊娠期妇女特有的疾病，以高血压、水肿、蛋白尿、抽搐、昏迷、心肾功能衰竭、甚至母子死亡为特点。目前对妊娠高血压的致病原因仍不能十分确定，但年龄小于等于20岁或大于35岁的初孕妇，营养不良、贫血、低蛋白血症者患该病的概率要高于其他人。

症状表现

主要病变是全身性血管痉挛，而其中挛缩的结果会造成血液减少。临床常见的症状有：全身水肿、恶心、呕吐、头痛、视力模糊、上腹部疼痛、血小板减少、凝血功能障碍、胎儿生长迟滞或胎死腹中。

✔ 宜吃食物	✘ 忌吃食物
芹菜、茼蒿、葡萄、柠檬、红枣、鲫鱼、鳝鱼、胡萝卜	辣椒、胡椒、红薯、黄豆、蚕豆、高盐食物、酒

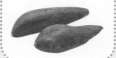

调理食谱

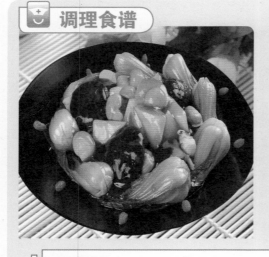

香菇烧山药

◎ **原料** 山药150克，香菇、板栗、油菜各50克

◎ **调料** 盐、淀粉、味精、食用油各适量

◎ **做法** ①山药洗净切块；香菇洗净；板栗去壳洗净；油菜洗净。②板栗用水煮熟；油菜过水烫熟，摆盘备用。③热锅下油，放入山药、香菇、板栗爆炒，调入盐、味精，用水淀粉收汁，装盘即可。

烹饪常识 把香菇泡在水里，用筷子轻轻敲打，泥沙就会掉入水中。

专家提示 这道菜味美滑嫩，有开胃消食、降血压的功效。成菜中的香菇含有香菇多糖、天门冬素等多种活性物质，其中的酪氨酸、氧化酶等物质有降血压、降胆固醇、降血脂作用，还可以预防动脉硬化、肝硬化等疾病。

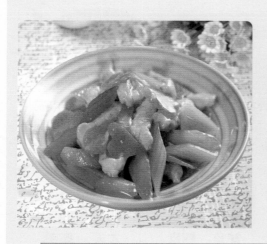

西芹鸡柳

◎ **原料** 西芹、鸡肉各300克，胡萝卜1个

◎ **调料** 姜数片，蒜2粒，料酒5克，鸡蛋1个，盐、淀粉、香油、胡椒粉、食用油各少许

◎ **做法** ①鸡肉洗净切条，加入鸡蛋清、盐、淀粉拌匀，腌15分钟备用。②西芹去筋洗净，切菱形，入油锅加盐略炒，盛出；胡萝卜洗净切片。③锅烧热，下油，爆香姜片、蒜片、胡萝卜，加入鸡柳和料酒等调味料，放入西芹，勾芡炒匀，装盘即成。

烹饪常识 烹饪此菜宜选择较嫩的西芹，太老口感不好。

专家提示 这道菜有降压利尿、增进食欲和健胃等作用。西芹中含有芹菜苷、佛手苷等降压成分，对于原发性、妊娠性及更年期高血压均有效。

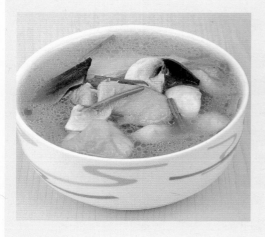

口蘑灵芝鸭子汤

◎ **原料** 鸭子400克，口蘑125克，灵芝5克

◎ **调料** 精盐6克

◎ **做法** ①将鸭子清洗干净，斩块余水；口蘑清洗干净，切块；灵芝清洗干净，浸泡备用。②煲锅上火倒入水，下入鸭肉、口蘑、灵芝，调入精盐煲至熟即可。

烹饪常识 切好的灵芝可用纱布袋包好，这样渣会少一点。

专家提示 这道汤中的口蘑是良好的补硒食品，它能够防止过氧化物损害机体，降低因缺硒引起的血压升高和血黏度增加，调节甲状腺的工作，有预防妊娠高血压的作用。另外，鸭肉富含蛋白质，有很好的滋补功效。

产后缺乳

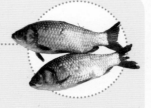

症状说明

产后乳汁很少或全无，称为"缺乳"，亦称"乳汁不足"。缺乳的发生主要与精神抑郁、睡眠不足、营养不良、哺乳方法不当有关。中医认为，缺乳多因素体脾胃虚弱，产时失血耗气，产生气血津液生化不足、气机不畅、经脉滞涩等引起。

症状表现

缺乳的程度和情况各不相同，有的开始哺乳时不缺乏，以后稍多但仍不充足；有的全无乳汁，完全不能喂乳；有的正常哺乳，突然高热或七情过极后，乳汁骤少，不足以喂养婴儿。乳汁缺少，证有虚实。如乳房柔软，不胀不痛，多为气血俱虚；若胀硬而痛，或伴有发热者，多为肝郁气滞。

✔宜吃食物

鲫鱼、鲤鱼、鲈鱼、陈皮、蛋花汤、白萝卜

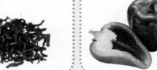

✘忌吃食物

辣椒、花椒、大蒜、咖喱、酒、浓茶

调理食谱

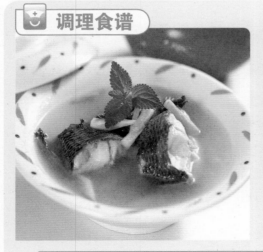

党参生鱼汤

◎ **原料**　生鱼1尾，党参20克，胡萝卜50克

◎ **调料**　姜、葱、盐、食用油各适量，鲜汤200毫升

◎ **做法**　①党参润透，切段；胡萝卜洗净，切块。②生鱼治净切段，下油中煎至金黄。③另起油锅烧热，烧至六成热时，下入姜、葱爆香，再下鲜汤，烧开，调入盐即成。

烹饪常识 最好使用活鱼进行烹饪，味道更鲜美。

专家提示 鱼肉富含蛋白质、糖类、钙、磷、锌等营养成分，有补体虚、健脾胃的作用。其与党参煲制的汤色如牛奶，味鲜可口，有健脾醒胃、补虚养身之功，并对哺乳妇女有催乳作用。